Inhalt

Vorwort

Das Buch bietet ein Selbsthilfeprogramm zur eigenverantwortlichen Erneuerung unserer meist angeschlagenen körperlichen und geistigen Kräfte. Das Faszinierende an diesem urzeitlichen Heilprinzip: Wir haben unser Schicksal selbst in der Hand und bedürfen nicht der oft zweifelhaften und teuren Hilfsdienste eines Therapeuten oder eines Gurus.

Diese Therapie lassen wir uns nicht passiv verordnen, wir praktizieren sie aktiv selbst mit vielfachem leiblich-seelischen Gewinn. Das allerdings müssen wir lernen, und zwar am besten auf lustvolle, nicht lastvolle Weise. Nur zwei Kapazitäten müssen wir dabei zu Rate ziehen: den Gesunden Menschenverstand und den „Arzt“ in uns selbst. Wie wir sie kennen lernen und konsultieren können? Dazu gibt der vorliegende Ratgeber eine allgemeinverständliche Anleitung.

Die urzeitliche Therapie repräsentiert das eigentliche Heilungsprinzip der Natur. Geben wir dem Körper Raum, um seine Selbstheilungskräfte zu entfalten, dann geht alles wie von alleine, und es tun sich auch in vielen scheinbar hoffnungslosen Fällen ganz real neue Perspektiven auf.

Bei den zahlreichen Fußnoten, die Sie im Text finden, handelt es sich um assoziativ motivierte Abschweifungen. Es besteht keine Notwendigkeit, den Lesefluß dafür zu unterbrechen. Sie können die Anmerkungen auch nachträglich lesen.

Weißenburg / Elsaß, Mario Fassen
Februar 2010

Das Schwere an der Urtherapie liegt
im Aufgeben schlechter Gewohnheiten.

Mario Fassen

Das urzeitliche Heilprinzip

Meine Ausführungen mögen dazu dienen, den kranken Leser für sinnvolle Natur-Therapien zu interessieren. Am Ende wird er dann überzeugt sein, daß Gesundheit nur dort wieder an Boden gewinnt, wo die krankheitsverursachende Situation verlassen wird und lebensspendende Maßnahmen aufgenommen werden.

2. erweiterte Auflage 2010
(Die erste Auflage erschien unter dem Titel „Die Gänseblümchen-Therapie“)

Herstellung und Verlag:
Books on Demand GmbH D-22848 Norderstedt
Illustration, Layout und Umschlaggestaltung: **Cosima Heck**
(www.cosima-heck.de)

ISBN: 978-3-8391-2953-1

Gewidmet allen eigenständig Denkenden

Ich bedanke mich bei Johannes Sander, der durch seine Korrekturhilfen zum Gelingen des Buches beigetragen hat.
Bei Gabriele Krück für ihren Beitrag zu den Paarungsdatenbanken im Internet. Dank geht auch an Cosima Heck für die Illustrationen und alle anderen, die auch am Entstehen des Buches mit beteiligt waren. Nicht zu vergessen all jene, welche die Urtherapie mit in den Alltag aufgenommen haben und dank deren Erfahrungen es erst möglich wurde, sie auch anderen Menschen zugänglich zu machen.

Der Grundgedanke der Natürlichen Lebensweise stammt von Franz Konz, der sich 1965 mit der konsequenten Anwendung der Urtherapie von einem schweren Krebsleiden befreite.

Lieber Leser,
der Text bedarf sicher noch mannigfacher Verbesserungen, wenn es auf Vollständigkeit und Anspruch ankommen soll. Daher bitte ich alle Leser, die etwas daran zu verbessern wissen, um gefällige Mitteilung, um sie für die nächste Auflage benützen zu können.

Zum Geleit

Diese Zeilen schreibe ich, da es mir wichtig erscheint, die innere Stimme, die in jedem Menschen spricht, nicht zu übertönen. Eines der größten Hindernisse in unserem Leben ist das Überhören der inneren Stimme, die uns sagt, was in der jeweiligen Situation für uns das Richtige wäre. Die innere Stimme wird meistens überhört, weil uns Vorgaben wichtiger erscheinen oder weil wir bestimmte Vorstellungen darüber haben, wie das Leben beschritten werden muß.

Sollten meine Vorschläge wiedererwarten nicht den gesundheitlichen Nutzen bringen, dann liegt es wahrscheinlich daran, daß sie nur auf eine Gelegenheit warten, die es ihnen erlaubt, an einer unverrückbaren Richtlinie festhalten zu können. Statt den eigenen Erfahrungen zu trauen, sind viele bereit, fremde Lektionen über die eigene Erfahrung zu stellen. Es ist jetzt nicht damit Genüge getan, bei meiner Warnung mit dem Kopf zu nicken. Diese Warnung kann nur von denen verstanden werden, die sich zurück besinnen, wann ihnen dergleichen schon einmal widerfuhr.

Das Leben läßt sich nicht mit einer Maschine vergleichen, die immer wieder der gleichen Voraussetzung bedarf, damit sie am Laufen gehalten werden kann. Was den Menschen heute belebt, kann ihn morgen zu Grabe tragen.

Ob ein Mensch Tabletten schluckt, Meditation betreibt, Sport ausübt, Politik macht, sich mit Hamburgern vollstopft, nach der Urtherapie lebt usw. ... all(!) das kann zur fixen Idee werden, all das kann sich zum starren Wahrnehmungsmuster versteifen, dem sich die Realität, so wie sie ist, dann zu fügen hat.

Wenn ich Löwenzahn esse und ihn danach erbreche, dann darf es keine Rolle spielen, ob er gesund sein soll oder nicht. Da hilft keine Theorie der Reinigung und der Erstverschlimmerung, sondern nur die schlichte Erkenntnis: der Löwenzahn wird nicht vertragen! Wichtig ist es also, Erfahrungen mit in das Leben aufzunehmen und Zusammenhänge richtig zu reflektieren.

Ein etwas korpulenter Mann, der unter schwerer Atemnot leidet, versuchte mir zu erklären, welch positiven Einfluß der Verzehr von Schweinebauch auf ihn hat. Ja, es geht ihm dabei gut, weil er ein Bedürfnis stillt, seine Atemnot dagegen nimmt zu. Der

Schweinebauchesser wäre also gehalten, eine andere Möglichkeit zu finden, seine Bedürfnisse zu stillen, ohne dabei die Atemnot zu verstärken, oder eine, die sie im optimalen Fall sogar verringern könnte.

Nicht anders ergeht es aber auch Menschen, die versuchen, mit Gewalt gesund zu leben. Sie fühlen sich phasenweise beweglicher und auch leistungsfähiger, fangen aber gleichzeitig an zu frieren und magern dabei unnatürlich ab. Warum erwartet diese Menschen auf Grund ihrer gesunden Lebensführung kein beschwerdefreies Leben? Weshalb glauben sie jetzt empfindlicher gegen Erdstrahlung und andere kosmische Einflüsse zu reagieren?

Diese Menschen müssen noch lernen, ihre Lebensform den individuellen Bedürfnissen anzupassen. Sie müssen aber auch überprüfen, ob die Lebensform ihren individuellen Bedürfnissen überhaupt entspricht. Eine gesunde Lebensführung sollte selbstverständlich sein. Die Frage lautet nur, wie läßt sich eine gesunde Lebensform in mein Leben integrieren, ohne daß sie zum zentralen Mittelpunkt erhoben werden muß?

Was denn soll der ganze Eifer um die Gesundheit, wenn er in seiner Konsequenz das Leben auf bloße Vorsichtsmaßnahmen reduziert. Die ständige Unzufriedenheit, die notwendig hieraus erwächst, nährt nur das Mißfallen gegenüber denjenigen, die meinen, sich um ihre Gesundheit gar nicht scheren zu müssen.

„Gesund zu leben“ sollte eine Selbstverständlichkeit sein und nicht zum zentralen Thema erhoben werden.

Aus unseren Mißerfolgen können wir nur dann lernen, wenn wir offen über sie reden. Der Mißerfolg verweist auf die Alternative, und der Erfolg wird Sie darin bestätigen.

Es können bei der Ernährungsumstellung oder bei einer bestehenden Erkrankung durchaus unangenehme Begleiterscheinungen auftreten. Mag sein, daß wir vorübergehend ermüden, alte Krankheitszeichen reaktiv werden, aber es soll keine Lebenskraft verloren gehen. Körperliche Veränderungen, mit denen gerechnet werden muß, werden von mir auf alle Fälle erwähnt und sind immer mit Sorgfalt zu beobachten.

Auch wenn die Natur ihre festen Regeln hat, wartet sie mit unzähligen Varianten auf, auch mit der eigenen persönlichen, die jeder für sich selber herausfinden muß und auch kann.

Vom Prinzip her ist die Urtherapie, mit der ich Sie hier vertraut machen möchte, ein richtiger und gangbarer Weg, nicht nur um Gesundheit, sondern auch um Lebensfreude zu erlangen, was nun aber nicht heißen soll, daß nicht im Einzelfall noch etwas hinzuzufügen wäre.

Lieber Leser, denken Sie immer daran, was immer Sie beim Lesen aufnehmen, es handelt sich um eine Interpretation ihrer eigenen Vorstellung, was leicht zu falschen Schlüssen führen kann. Ziehen Sie aus meinem Buch einen Gewinn. Hüten Sie sich aber bitte davor, etwas nachzuahmen, das ohne positive Folgen bleibt, nur weil es so geschrieben steht.

Bleiben Sie nach dem Lesen meiner Lektüre auch weiter auf dem Boden der Realität und beginnen Sie, nicht im Gesundsein einen Lebenssinn zu entdecken. Lassen Sie sich den Humor nicht verdrießen - finden Sie ihren eigenen Weg und genießen Sie das Leben, werden Sie nur etwas klüger.

Das Buch enthält neben den zu erwartenden Gesundheitsfragen noch eine Reihe weiterer kritischer Anmerkungen, die mit dem Thema Gesundheit erst einmal nicht im Zusammenhang zu stehen scheinen. Sie müssen meine aufgeführten Ansichten nicht teilen, Sie sollen sich aber dazu anregen lassen, Kritikfähigkeit zu entwickeln und den allgemeinen Mainstream zu ignorieren. Selbständiges Denken und Handeln sind wichtige Voraussetzung für ein gesundes und zufriedenes Leben.

Die Urtherapie

Die Urtherapie stellt keine Therapie im herkömmlichen Sinne dar. Urtherapie steht für eine bestimmte Lebensführung. Sie baut sich auf vier Säulen auf:

Die Ernährung

Die Zufuhr von Nährstoffen ist Voraussetzung allen Lebens. Unsere moderne Ernährungsform weicht aber erheblich von den ursprünglichen Bedingungen ab, auf die sich der Körper im Laufe seiner Entwicklung eingestellt hat. Deshalb spielt das Essen von Wildpflanzen, frischem Gemüse und Obst eine zentrale Rolle bei der Urtherapie.

Die Bewegung

Körperliche Bewegung spielt eine maßgebliche Rolle bei allen Stoffwechselvorgängen im Körper. Eine ausreichende Durchblutung und der Stoffaustausch im Gewebe sind ohne Bewegung fast nicht möglich, weshalb die Bewegung mit zu einer der tragenden Säulen bei der Urtherapie gehört.

Die Seele

Der Mensch ist mehr als eine Maschine und kann nicht nach rationalen Gesichtspunkten gesteuert werden. Der größte Teil unseres Handelns und unserer Einstellung wird unbewußt gesteuert. Wenn Emotionen den Menschen beherrschen (Liebe, Ärger, Angst usw.), dann steht unser Bewußtsein ihnen ratlos gegenüber. Die Seele bedarf nicht nur ihrer Pflege von außen, sie muß auch die Möglichkeit erhalten, sich auszudrücken. Seelisches Wohlergehen und körperliche Gesundheit, wer möchte es bestreiten, sind auf das engste miteinander verflochten.

Das Wohnumfeld

Die klimatischen Einflüsse, die Luftreinheit im Innen- und Außenbereich, unsere Kleidung, unser Wohnraum, die Gestaltung der Umgebung tragen ebenfalls mit zu unserem seelischen wie körperlichen Wohlergehen bei. Die Natur hat uns mit der notwendigen Sensibilität ausgerüstet, um diese Einflüsse wahrzunehmen. Es geht darum, diese Sensibilität in einem realistischen Bezug zu schärfen.

Die Urtherapie unterscheidet sich grundlegend von allen anderen Therapieformen. Mit ihr werden keine bestimmten Krankheitsbilder behandelt, sondern es werden Voraussetzungen zur Heilung geschaffen.

Die Urtherapie ist keine Ernährungstherapie, denn das Essen ursprünglicher Nahrung ist lediglich ein Teil von ihr.

Die Urtherapie fördert kein bestimmtes Bewegungsprogramm, wie wir das bei der Krankengymnastik finden. Heilsam sind die ursprünglichen Bewegungsabläufe und die kommen zustande, wenn wir auf "unkonventionelle" Art und Weise die Natur durchstreifen.

Die Urtherapie verlangt auch keine Psychologen, denn wer nach der Urmethode lebt, fühlt sich in die Welt integriert und das gibt Sicherheit und seelisches Gleichgewicht.

Für die Urtherapie brauchen wir weder Kenntnisse in Feng-Shui, noch müssen wir komplizierte Zusammenhänge verstehen. Was wir brauchen, ist die Entschlossenheit, auf eine unbefriedigende Situation zu reagieren und die Fähigkeit, das Schöne und Erhabene auf uns wirken zu lassen.

Die Urtherapie hat einen großen Vorteil: sie läßt sich von jedem ohne fremde Hilfe und ohne finanzielle Mittel durchführen. Zudem macht die Urtherapie frei, insbesondere von einer sich immer weiter ausdehnenden Expertenherrschaft, die bereits, fast unbemerkt, den kleinsten Bereich unseres Lebens zu beeinflussen versucht[1]. Nur wer sich aus der Expertenherrschaft befreit, schärft sein Bewußtsein für ein *eigenständiges* und *freies* Leben.

Der Begriff Urtherapie bezieht sich auf die Selbstheilungskräfte, die jeder Organismus seit Urzeiten in sich birgt. Dieses körpereigene quasi therapeutische Potential kann aber nur greifen, wenn die Lebensbedingungen vorhanden sind, auf die sich der Körper genetisch eingestellt hat. Der Mensch als ein Teil der Natur kann nur durch diese gesund erhalten werden und wieder gesunden. Die Urtherapie versucht den Menschen wieder in den Naturhaushalt zu integrieren, so daß die genetischen Bedingungen erfüllt werden. Das Ziel ist nicht „zu leben wie ein Tier“, denn auch die geistige Entwicklung ist ein Schöpfungsakt der Natur und eine Vorsehung. Die Tatsache, daß körperliche wie geistige Gesundheit unter lebensfeindlichen Bedingungen schwinden, weist nicht etwa auf einen Fehler der Natur hin. Die Natur von sich aus versucht lediglich wieder Ordnung in ihrer Gesamtheit herzustellen. Das können wir zB. bei Tieren beobachten, die sich durch veränderte Bedingungen stark vermehren und damit ihren Lebensraum übervölkern. Als erstes zeigen sie Verhaltensmuster, die ihnen nicht eigen sind. Durch das verminderte Nahrungsangebot werden die Tiere geschwächt, worauf sich Krankheit rasch ausbreitet und den Bestand verringert.

Der Mensch besitzt eine sehr gute Anpassungsfähigkeit an die unterschiedlichsten Umweltbedingungen, aber auch er bleibt nicht davor verschont, sich den Gesetzen der Natur zu unterwerfen bzw. anpassen zu müssen. Das nicht mehr zu finanzierende Gesundheitssystem und der schnelle Verlust seines ästhetischen Körperbaus sind hierfür deutliche Zeichen.

Damit der Mensch seine Selbstheilungskräfte aktivieren kann, benötigt er ein naturbelassenes Essen, ausreichende Bewegung, für ihn günstige Klimazonen, ein für ihn positives Umfeld, den beruhigenden Einfluß aus der Natur und eine unbelastete Partnerbeziehung. Um das alles in einer zerstörten Umwelt und auf Gewinn orientierten, selbstsüchtigen Gesellschaft verwirklichen zu können, muß er zudem lernen, urteilsfähig, selbstkritisch und handlungsfähig zu sein.

Für einen Kranken ist es von höchster Wichtigkeit, sich rechtzeitig zur Urtherapie hinzuwenden, um den noch möglichen Heilungsprozeß nicht zu versäumen. Mit der strikten Einhaltung der strengen Vorschrift wird man zu Beginn nicht einverstanden sein, aber jeder Mensch, der nur nach seinen scheinbaren Wünschen leben will, wird nie Glück haben und seine Nachlässigkeit am Ende bitter beklagen.

Was wird durch die Urtherapie alles geheilt?

Kurz gesagt: die Urtherapie heilt jeden kranken Menschen, solange sein Organismus noch in der Lage ist, seine Selbstheilungskräfte zu aktivieren.

Mit der Urtherapie werden keine bestimmten Krankheiten therapiert, wie wir das aus der Medizin kennen, denn die gibt es nicht, sonst müßten Ihnen Gesundheiten gegenüberstehen. Was als bestimmte Krankheit bezeichnet wird, entspricht einer Katalogisierung, die aus einer kreativen Beobachtungsgabe heraus entstand. Verschiedene Symptome lassen sich zu neuen Krankheitsbildern (Diagnosen) kreieren. Die Liste der Krankheiten läßt sich also beliebig erweitern, ohne daß die Zahl der Kranken tatsächlich steigen muß. Hören wir auf, in Krankheitskategorien zu denken und betrachten den Menschen nur als gesund oder krank, geht der therapeutische Weg unweigerlich in eine andere Richtung: nicht in eine spezifische Therapie, sondern es entwickelt sich ein Bestreben, dem Leben eine andere Richtung zu geben, die in ihrer Grundform gesundheitserhaltend ist.

Was es gibt, sind lediglich die unterschiedlichen Bilder, in denen sich Krankheit zeigt. Was wir sehen, ist nicht die Krankheit, sondern den Versuch des Körpers, das Gleichgewicht wieder herzustellen. Aus einem Krankheitsbild läßt sich kein eigenständiges Geschehen erschließen, das man mal eben mit einer Korrektur der Symptomatik wegtherapiert. Versuchen wir mit unterdrückenden oder anregenden Maßnahmen die Normalität wieder herzustellen, stören wir die Heilung. Eingriffe haben nur dort ihre Berechtigung, wo lebensbedrohliche Zustände vorliegen. Das Krankheitsbild ist immer ein Hinweis auf eine krankheitsverursachende Situation, die den gesamten Organismus in Mitleidenschaft zieht. Manche Menschen bekommen Pickel, andere einen Herzinfarkt und der nächste Krebs... Bereits das Vorzeichen der Krankheit verlangt nach einer Veränderung der krankheitsauslösenden Situation. In der Natur gibt es Programme der Selbstheilung. Man darf nicht gleich von Anfang an in die Selbstregulierung eingreifen. Es ist leicht zu verstehen, daß eine Therapie, die versucht, ein Krankheitsbild zu beeinflussen, unweigerlich ein weiteres erzeugen muß.

Arzneimittel sind zwar in der Lage, das Krankheitsbild zu

unterdrücken, was zu vorübergehenden Scheinerfolgen führen kann, andererseits verwandeln sie das Krankheitsbild zu etwas, das man „Nebenwirkung“ nennt. Arzneimittel sind nur dann von Nutzen, wenn der Kranke dadurch die Möglichkeit erhält, selbst wieder etwas zu seiner Gesundung beizutragen. Mit dem Scheinerfolg geben sich aber die meisten Kranken zufrieden und wundern sich dann aber, wenn der spätere Zusammenbruch erfolgt. Am dramatischsten wirken sich die Arzneimittel aus, welche die Selbstheilungskräfte stören oder gar zerstören.

Die Urtherapie hilft dem kranken Menschen aus seiner krankheitsverursachenden Situation herauszufinden und versucht, all die Bedingungen zu erfüllen, die zur Aktivierung der Selbstheilungskräfte notwendig sind.

Braucht man für die Urtherapie einen Arzt oder Heilpraktiker?

Die Urtherapie kann auch ohne fremde Hilfe durchgeführt werden. Hilfreich wird ein Therapeut nur dann, wenn es darum geht, kritische Situationen einzuschätzen. Er hat die Erfahrung und kann besser reagieren. Der Therapeut muß aber verstanden haben, daß alle therapeutischen Maßnahmen nur Behelfsmittel sind, um den akuten Krankheitsprozeß zu überbrücken. Der eigentliche Schritt zur Gesundheit kann nur vom Kranken selbst vollzogen werden.

Therapeutische Maßnahmen, die darauf ausgerichtet sind, Krankheitszeichen zu beheben, welche mit einer falschen Lebensweise im Zusammenhang stehen, behindern notwendige Schritte von Seiten des Kranken und schaden erheblich der Volksgesundheit. Bei einer degenerativen Erkrankung, wo keine Aussicht mehr auf Heilung besteht, ist ein Therapeut nur dann förderlich, wenn er die Rolle eines Begleiters übernimmt, in dem er den Kranken in seiner Eigenverantwortung unterstützt und ihm so viel als möglich Selbstvertrauen schenkt. Wenn der Kranke darin bestärkt wird, eigene Wege zu gehen, findet er auch für sich die besten Möglichkeiten, seinen Leidensprozeß zu mildern.

Leider machen die Anhänglichkeit des Patienten und der Wunsch nach Führung dies oft zunichte, Ehrgeiz und Eitelkeit bei Therapeuten sind nicht weniger schädlich.

Wer die Urtherapie aufnimmt, braucht ein Gespür für den eigenen Leib. Die Körpersignale müssen verstanden werden, denn jedes Signal verlangt nach einer Reaktion auf die jeweilige Situation.

Es fallen vier verschiedene Personengruppen auf, die jeweils unterschiedlich mit ihren Körpersignalen umzugehen pflegen:

1. Der chronisch kranke Mensch. Für ihn ist es offenbar wichtig, sich in sein Leiden hinein zu begeben, denn er verharrt geduldig in der krankheitsauslösenden Situation. Empfiehlt man ihm zB. bei Kreuzschmerzen eine andere Sitzhaltung einzunehmen, bei der es ihm besser geht, finden wir ihn gewöhnlich nach fünf Minuten wieder in der alten schmerzauslösenden Haltung. Der chronisch Kranke scheint sich nicht wohl zu fühlen, hält er nicht Kontakt zu seinem Leiden.
2. Der plötzlich erkrankende Mensch, der angeblich bis jetzt immer gesund war. Bei ihm wurden die Körpersignale beharrlich verdrängt, obwohl die Zusammenhänge längst auf der Hand liegen.

Für beide Typen ist das Krankheitsanzeichen negativ besetzt, und beide machen die schlechte Therapie für den Fortbestand ihrer Krankheit verantwortlich.

3. Der selten kranke Mensch. Ihm sind die Zusammenhänge zum Unwohlsein nicht fremd und er verändert daraufhin das auslösende Moment. Er ist sich dessen bewußt, daß niemand außer ihm selbst die Verantwortung für sein Wohlergehen trägt, weshalb er selten fremde Hilfe in Anspruch nimmt. Hat er aber nicht die Möglichkeit, die auslösenden Faktoren zu beseitigen, so versucht er das Kranksein für sich zu behalten.
4. Der gesunde Mensch. Gesunde Menschen sind lebensbejahend und wissen nicht nur auf Vorzeichen zu reagieren, sondern verstehen es auch, energiespendende Einflüsse auf sich wirken zu lassen.

Für die beiden letzten Vertreter ist das Krankheitszeichen positiv besetzt, denn sie betrachten Krankheit als Hinweis, den Körper nicht weiter zu belasten. Die ersten beiden Vertreter deuten ihre Krankheit als böses Schicksal.

Die meisten Krankheitsbilder im Alter kündigen sich bereits Jahrzehnte vorher an: zB. Arthrose, Durchblutungsstörungen, Hochdruck, Lungenemphysem, Diabetes-mellitus, Prostatahypertrophie, Star, Schwerhörigkeit, um nur einige zu nennen. Sie alle kommen nicht über Nacht geflogen, sondern sind über Jahre mit schlechter Nahrung, Rauch, Alkohol, Trägheit usw. gehegt und gepflegt worden, um ja die „lieben, alten Gewohnheiten" nicht aufgeben zu müssen. Deswegen liegt es mir auch fern, über die angewandte Medizin zu schimpfen[2], denn das, was sich daraus entwickelt, liegt ja im Einvernehmen mit dem Kranken, der seine Nachlässigkeit auf „billige" Weise zu beheben versucht. Die Industrie produziert auf Nachfrage, und der Therapeut wird gezwungen, wenn er nach wirtschaftlichem Gesichtspunkt arbeitet, die Rolle zu übernehmen, die der Patient von ihm verlangt. Und zudem muß es auch schlechte Ärzte geben, weil es auch schlechte Patienten gibt. Stellen Sie sich zB. nur einmal vor, wie grotesk, wenn ein Patient, der nicht in der Lage ist, sich selbst zu reflektieren, von einem Arzt zur kreativen Mithilfe aufgefordert wird.

Ich denke, daß es viele Therapeuten gibt, die eigentlich ihren Patienten einmal so richtig die Meinung sagen wollen. Eine wirtschaftlich ausgelegte Praxis kann nicht überleben, wenn sich der Therapeut die Zeit nimmt und zu seinen Patienten sagt: „Ich weiß nicht, was das Kranksein bedeutet, aber schauen wir uns doch einmal gemeinsam an, wo Sie in Ihrem Leben gegen Ihr eigenes Gesundheitsinteresse verstoßen." Dieses Vorgehen ist sehr zeitaufwendig, da nicht jeder Patient sofort die Zusammenhänge erkennen kann oder will. Der Tierarzt ist dagegen besser gestellt, er darf die richtigen Fragen in sehr einfacher Form stellen: „Wie halten Sie denn das Tier und was bekommt es zu fressen?" Seine Vorgehensweise ist vorbildlich, aber bei Humanpatienten kaum zu realisieren.

Die wirklichen Errungenschaften in der Medizin haben in der Notfallversorgung, in der Unfall- und Plastischen Chirurgie und in der Zahnmedizin stattgefunden. Alles andere erinnert weiter an

Quacksalberei. Das darf nicht weiter verwundern, solange der Kranke nach teuren Untersuchungsmaschinen verlangt und seine Gesundheit nach Kurven und Zahlen bewerten läßt und sich zufrieden gibt, wenn ein Schmerzmittel ihm für wenige Stunden Ruhe verschafft, anstatt sich zu fragen, woraus sein Leiden entsteht und wie die Ursachen zu beseitigen sind.

Ein Problem des heutigen Medizinbetriebes liegt mit darin, daß er jedem Kranken zu jeder Zeit für jede Kleinigkeit zur Verfügung steht. Wer ständig in gesundheitlichen Fragen Hilfe und Unterstützung erfährt, verliert die notwendige Selbstsicherheit, mit Krankheit und seinem Körper umzugehen. Nicht mehr das eigene Empfinden, sondern medizinisch definierte Vorstellungen bestimmen dann eine Therapie an Stelle einer gesunden Lebensführung.

Die früheren Ärzte sahen ihre Aufgabe bei lebensbedrohlicher Krankheit und schweren Empfindungsstörungen. Wenn wir in älteren Gesundheitsratgebern lesen, dann sind wir erstaunt, was der Arzt seinen Patienten alles zugetraut hat. Inzwischen ist die Auflage solcher Bücher verboten, weil der Kranke heute von juristischer Seite wie ein Vollidiot betrachtet wird.

Um Neubewerber gegen ein Medizinstudium abzuschrecken, bräuchte man ihnen nur eine juristische Fallsammlung vorlegen, wie gegen Ärzte entschieden wurde. Der letzte kuriose Fall, der mir bekannt wurde, ist eine verurteilte Ärztin, die es versäumt hatte, ihrer Patientin den Beipackzettel vorzulesen.

Andererseits möchte ich den rechtlichen Rahmen kritisieren, welcher der etablierten Medizin eingeräumt wird. Sie hat sich dadurch zur allein seligmachenden Institution erhoben und genießt in skandalöser Weise Narrenfreiheit. Gegebenenfalls noch nicht einmal der offensichtlichste Unfug kann von einem Gericht kritisiert, geschweige denn unterbunden werden. Kein Richter darf in medizinischer Hinsicht gegen einen Arzt ein Urteil fällen, solange ein medizinischer Gutachter dem nicht zustimmt. Das steht aber zu meinem letzten Absatz nicht in Widerspruch: Wenn sich die Ärzte nur an den Parcours standardisierter Vorgaben halten, können sie Purzelbaum schlagen, auf den Händen laufen und die Zunge `rausstrecken, und sie sind für die Folgen nicht mehr habhaft zu machen. Abstruse

Anekdoten fallen mir zuhauf darüber ein. Das ist die Abwesenheit von medizinisch intellektueller Kreativität.

Der langfristige Schaden, den uns die etablierte Medizin bescherte, wurde überhaupt nicht wahrgenommen. Es ist der Zusammenbruch der Volksheilkunde. In der Volksheilkunde werden Erfolgsrezepte von Kranken an Kranke weitergegeben. Wenn nur die erfolgreich Behandelten ihre Erfahrung weiterreichen, wird sich letztendlich das durchsetzen, was am besten hilft. In dem Moment, wo eine Erfahrung schriftlich festgehalten wird, geht alles verloren. Im Schriftlichen wird nur in groben Zügen der eigentliche Sachverhalt umrissen und beim Leser formt sich ein Bild nach seiner eigenen Vorstellung. Das Niedergeschriebene ignoriert auch die sich wandelnden Lebensumstände. Noch nicht einmal der Therapeut kann sich heute auf seine Erfahrung stützen - wegen der sich stets ändernden Arznei. Zu allem Übel soll es auch noch eine Fortbildungspflicht für Therapeuten geben, in dem Stil, als müßte man auf den Computer ständig neue Programme aufspielen. Der eigentliche Wert eines Therapeuten liegt in seiner Erfahrung und nicht in seiner Datenfülle.

Wo die Urtherapie nicht hilft

Herzmuskelzellen und Nervenzellen kann der Körper nicht ersetzen. „Ein Herz kann man nicht reparieren", wie es uns Udo Lindenberg in seinem Lied noch einmal nahe bringt. Deshalb dürfen wir von der Urtherapie auch nicht zu viel erwarten. Es ist zu spät, wenn das Kind im Brunnen liegt. Ebenfalls ist keine Heilung möglich, wenn große Gewebeflächen zerstört sind. Ein zerfressenes Gelenk, eine zerstörte Leber oder ein mit Tumoren durchwachsener Darm kann nur durch neues Bindegewebe ersetzt werden. Das bedeutet, auch wenn der Krankheitsprozeß zum Erliegen kommt, es bleiben Beschwerden zurück. Ist die Krankheit zu weit fortgeschritten und der Körper zu sehr geschwächt oder stark mit eingespeicherten Giften überlastet, wird auch die Urtherapie keinen Nutzen mehr bringen.

Wer bei schweren Spätschäden die Urtherapie noch versuchen möchte, kann unter Umständen Schlimmeres verhüten, aber das Rad zurückdrehen, dazu ist auch die Urtherapie nicht in der Lage.

Erweitert sich das Krankheitsbild durch äußere Einflüsse oder wirken diese ursächlich mit hinein, bringt die gesunde Lebensweise nur vorübergehenden Erfolg, wenn der Lebensraum nicht gewechselt wird.

Psychosomatische Erkrankungen werden nur dann von der Urtherapie beeinflußt, wenn die Umstellung eine Veränderung der psychologischen Gesamtsituation bewirkt.

Kleine Ernährungslehre

Wer gesund bleiben möchte, braucht eine gesunde Ernährung. Die meisten Krankheitsbilder sind heute auf eine falsche Ernährung zurückzuführen.

Unter falscher Ernährung verstehe ich das Essen **denaturierter und giftiger Nahrung (Schlechtkost)** [5], die unseren Organismus schädigt. Ein Nahrungsmittel ist nur dann als **Lebensmittel** zu bezeichnen, wenn es noch seine Vitalstoffe in vollem Umfang besitzt. **Vitalstoffe sind unter anderem Vitamine, Enzyme, Aromen, Mineralien und Spurenelemente in ihrer lebendigen Einheit**. Nur in frisch verzehrten Kräutern, Gemüse und in Früchten erzeugen sie eine spürbare Vitalität. Damit unser Körper überhaupt Nahrung verwerten kann, benötigt er Vitalstoffe. Diese Vitalstoffe sind in der naturbelassenen Nahrung enthalten. Essen wir zB. ein Stück Zucker, so duschen wir den Körper zwar mit notwendigen Kohlenhydraten, aber zu deren Verwertung benötigt der Körper neben vielen anderen Vitalstoffen zB. Vitamin B1. Da im Zucker das Vitamin B1 fehlt, wird es im Körper von anderen Stellen abgezogen. Aus diesem Grunde besteht die Gefahr einer Vitamin B1-Unterversorgung[6]. Das ständige Hungergefühl, das daraus folgt, will den Mangel an Vitalstoffen beheben. Die Natur kennt keine Schlechtkost, daher verlangt der Körper immer wieder danach, denn er geht davon aus, daß in der leicht verdaulichen Kost auch leicht zu resorbierende Vitalstoffe enthalten sind. Beim Zuckerkonsum kommt noch die erhöhte Insulin-Ausschüttung belastend hinzu, gefolgt vom Zustand der Unterzuckerung, weswegen der Körper nach weiterer Zuckerzufuhr verlangt. Die Folgen einer Kohlehydrataufnahme ohne die dazugehörigen

Vital- und Ballaststoffe können Nervenstörungen sein (besonders nervöse Kinder), Unterzucker (später Diabetes), Entmineralisierung der Knochen und der Zähne (Osteoporose, Karies), Hauterkrankungen (Neurodermitis, Akne), Gärung im Darm und eine sehr lange Verweildauer giftiger Stoffe an der Darmwand (Leberschäden, Darmkrebs), um nur einige zu nennen.

Die Fettleibigkeit, die auf Schlechtkost folgt, ist nicht das Problem einer Überernährung, sondern einer Mangelernährung. Unterversorgtes Gewebe reagiert als erstes mit einer Aufschwemmung. Bei einem Jodmangel vergrößert sich die Schilddrüse, bei Vitamin B 12-Mangel werden die roten Blutzellen größer, bei Sauerstoffmangel vermehren sich die roten Blutzellen, bei Vitalstoffmangel quillt das Fettgewebe auf.

Diese Erfahrung hat man sich bereits in früherer Zeit in der Tiermast zunutze gemacht. Das Schwein mit rohen Kartoffeln gefüttert behält seine Taille, gleich, wieviel es davon frißt. Mit gekochten Kartoffeln wird das Schwein rund und fett und krank. Das stört die Tiermastbetriebe weiter nicht, weil die Tiere vorzeitig geschlachtet werden. Die Menschen aber nicht, und deshalb werden die Leute mit zunehmendem Alter immer kränker, auch wenn sie akribisch in ihrer Schlechtkost die Kalorien zählen. Gesundes Essen macht kräftig und leistungsstark. Schlechtkost macht fett und träge. Das scheint den meisten Ernährungsexperten noch gar nicht aufgefallen zu sein, wenn man ihre Ernährungsempfehlungen liest. Kein Tier in der Natur verliert seine ästhetische Form, auch nicht bei noch so reichlichem Nahrungsangebot. Es gehört schon eine gehörige Portion Ignoranz dazu, um das zu übersehen. Gesund ist alles, was lebt und eßbar ist, und jede tote Nahrung macht auf Dauer krank. So einfach lautet die Formel. Dazu brauchen wir keine Spezialisten, das kann jeder für sich selbst erfahren, wenn er sich nicht von komplizierten Formeln blenden und Kompetenzträgern[7] beeinflussen läßt.

Ein Metzger erzählte mir, wenn Schweine früher überwiegend mit den Resten von Großküchen gefüttert wurden, schwemmten sie dermaßen auf, daß ihr Fleisch nicht zu verkaufen war. Dem Schwein hat das Essen auch geschmeckt. Die heutige Qualität der Nahrung hat sich seitdem dramatisch verschlechtert, welch ein Wunder, daß wir nur krank, aber noch nicht weggestorben sind.

Heute wirbt man in der Schweinemast für Restlosfutter. Fast kein Kot und optimaler Gewichtszuwachs, so lautet das Versprechen. Hat sich schon jemand darüber Gedanken gemacht, daß unsere Nahrungsergänzungsmittel genau dem gleichen Prinzip entsprechen? Ob für Mensch oder Tier, die Urheber sind aus dem gleichen Holz geschnitzt.

Im Gegensatz zur Schlechtkost wirkt vitalstoffreiches Essen unmittelbar sättigend, aber nicht immer befriedigend. Das kennt jeder, der einmal Obsttage eingelegt hat. Eine Befriedigung beim Essen erhalten wir erst dann, wenn der gesamte Vitalstoffbedarf gedeckt wurde und genug Nährstoff-Lieferanten wie Kohlehydrate, Fette und Eiweiß zur Verfügung stehen. Wir mögen zwar keine Karotte mehr essen, aber eine Banane wäre noch angebracht. Das heißt, wir können uns mit Karotten nicht überfressen, wie das zB. mit Kuchen ohne weiteres geht. Bei der Schlechtkost tritt in der Regel keine Sättigung auf, sondern ein Völlegefühl, das uns zum Aufhören zwingt. Um uns wirklich wohl und satt zu fühlen, benötigen wir die wildwachsenden Pflanzen. Wildkräuter haben gegenüber den Kulturpflanzen den entscheidenden Vorteil, problemlos verdaut zu werden. Das kann jeder am eigenen Leib erfahren. Weder Blähungen, noch Verstopfung oder Durchfall, absolut beschwerdefrei passieren die eßbaren Wildpflanzen unseren Darm, was auf die Kulturpflanzen nicht immer zutrifft. Wildpflanzen liefern zudem wichtige Ballaststoffe, deren Mangel viele Leiden nach sich zieht. Mittlerweile wird sogar die hohe Brustkrebsrate[8] mit einem Ballaststoffmangel in Zusammenhang gebracht.

Unser heutiges Kulturgemüse reicht bei weitem nicht mehr an die Wildkräuter heran. Die moderne Pflanzenzucht wird der verarbeitenden Industrie gerecht, berücksichtigt das Ernteverhalten und achtet auf die Normen der Europäischen Union. Der natürlichen Selektion entzogen entstehen Pflanzen, die nur noch auf industriell vorgefertigtem Untergrund gedeihen, weil sie keine Vitalität und keine Abwehrmöglichkeiten gegen Schädlinge mehr haben[9] - mit der negativen Begleiterscheinung eines geringen Vitalstoffgehalts. Werden die Kulturpflanzen zusätzlich gekocht, besitzt zB. im Vergleich rohes Franzosenkraut (Galinsoga parviflora) sechsmal mehr Vitamin A als eine Kohlrabi und viermal soviel Eisen. Die Brennessel hat im

Vergleich zum Kopfsalat 26-mal mehr Vitamin C, 30-mal mehr Kalzium und siebenmal soviel Magnesium. Selbst die Zitrone wird von der Brennessel mit dem sechsfachen Vitamin C Gehalt weit hinter sich gelassen.

Ein bekannter Diätmittelhersteller geht mit der Behauptung auf Kundenfang, daß eine Tageseinheit seiner Vitaminkapseln dem Gehalt von 60 kg der heute üblichen Nahrung entspreche. Dabei handelt es sich lediglich um eine Dosis, welche die Weltgesundheitsorganisation für empfehlenswert hält. Bei schwerer Unterversorgung mögen solche synthetischen Vitamine ihren Nutzen haben, aber eine Heilung werden sie nicht bewirken. Bei diesen Vitaminkombinationen handelt es sich meist um künstliche Gebilde, die nur bedingt die natürlichen Vitamine ersetzen können und die Palette notwendiger Vitalstoffe nie erreichen werden. Zudem hat sich herausgestellt, daß das künstliche Vitamin A das Krebsrisiko bei Rauchern erhöhen kann[10]. Auffällig ist die unklare Symptomatik, unter der die Konsumenten von Nahrungsergänzungsmitteln nicht selten leiden.

Bei der Berechnung von Vitaminen in der sonst üblichen Kost kam ich früher zu ähnlichen Ergebnissen. Damals stellte sich mir die Frage: Entweder sind wir alle unterversorgt, oder die Empfehlungen des täglichen Vitaminbedarfs sind falsch. Heute weiß ich, daß die Empfehlungen richtig sind, denn mit einem naturbelassenen Essen, reich an Wildpflanzen, werden die Werte leicht erreicht.

Fazit: Keine andere Kostform wird auch nur annähernd die lebensnotwendigen Vitalstoffe in einem solchen Umfang liefern, wie die Wildpflanzen das tun, auch wenn Diätmittelhersteller, Ärzte, Ernährungswissenschaftler und so manche Krankmachunterstützungskassen etwas anderes behaupten. Einzig der Erfolg gibt uns recht, und das kann jeder selbst ausprobieren.

Inhaltsstoffe auf 100g Essen	in	Kohlrabi	Schweine-fleisch	Mandel	Giersch	Franzo-senkraut	Soja-bohnen	Gelatine	Mango
Kalium	[mg]	380	315	835	587	417	**1740**	20	190
Magnesium	[mg]	4	25	170	35	64	**245**	-	18
Calcium	[mg]	70	11	250	132	**372**	255	11	12
Mangan	[mg]	130	60	**2000**	650	760	3	-	-
Eisen	[mg]	1	2	4	2,6	4,8	**9**	0	0,4
Zink	[mg]	0,26	1,39	**2**	1	0,5	1	-	-
Vitamin B1	[mg]	0,05	0,82	0,22	0,4	**1,2**	0,99	0	0.045
Vitamin C	[mg]	65	2	1	**142**	90	-	0	40
Vitamin E	[mg]	-	0,08	0,9	**1,7**	**1,7**	1,5	-	1
Kohlenhydrate	[g]	3,9	0,0	9,4	0,5	2	6,1	0	**12,5**
Fett	[g]	0,1	13	**54,1**	0,42	-	18,1	0,1	0,3
Eiweiß	[g]	1,9	19	18,3	8,37	3,29	36,9	**84,2**	0,6
Arginin	[mg]	120	1300	2700	393	-	2580	**7450**	20
Leucin	[mg]	80	1700	1400	613	-	3110	2740	0,7
Methionin	[mg]	15	520	300	175	-	640	**760**	-
Tyrosin	[mg]	-	800	600	281	-	1370	300	0,4
Valin	[mg]	60	1200	1100	320	-	1937	2130	1

Quelle: Souci und Konz: Wissenschaftliche Verlagsgesellschaft Stuttgart, Lebensmitteltabellen und „Der Große Gesundheits-Konz“ Universitasverlag

Kleine Nährstofftabelle

(siehe Tabelle auf der linken Seite)

Die Ernährungswissenschaft[15] hat unsere Speisen auf ihre bloße physiologische Verwertbarkeit reduziert und solche Tabellen als Leitfaden entworfen. In der Tiermast wird dieses Prinzip am deutlichsten. Nach drei Monaten ist bei den Schweinen die Mast zu Ende, viel älter würden sie auch nicht werden, auf Grund der Ernährung. Ein Gewicht von 80 -120 kg haben diese Tiere in dieser kurzen Zeit erreicht. Eine langfristige Gesundheit kann man natürlich nicht mit rechnerischen Ernährungsformeln erreichen. Die Nährstoffanalysen leiten uns in die Irre, weil sie in sich logisch sind, vieles nachweisen, aber eben nicht alles: Essen ist nun mal keine ökonomische Angelegenheit mit Normen, deren Überwachung es bedarf!

Mir würde es zB. sehr schwer fallen, in den Wintermonaten auf die Mango verzichten zu müssen. Man könnte das mit dem hohen Kohlehydratanteil begründen, aber auch die Banane mit ihrem ebenfalls hohen Kohlehydratanteil vermag die Mango nicht zu ersetzen. Stehen im Sommer verschiedene Wildbeeren zur Verfügung, habe ich kein Verlangen nach Mango mehr. Auch die Behauptung, Fleisch sei als Eiweißquelle unentbehrlich, kann widerlegt werden. Erstens gibt es genügend Menschen, die schadlos darauf verzichten und zweitens haben Soja[16] und Erdnuß höhere Eiweißanteile als Fleisch. Gelatine, eine überaus reichhaltige Eiweißmasse, die alle wichtigen Aminosäuren enthält, bleibt für die gesunde Ernährung unbrauchbar, denn der Körper hat kein Enzym, um sie aufzuschlüsseln. Es reicht also nicht aus, wenn ein Biolabor die lebenswichtigen Stoffe nachweisen kann. Unser Verdauungstrakt muß auch das zugeführte Essen verdauen können. Von Mensch zu Mensch kann die Verdauungsleistung verschieden sein. Produziert der Körper nur wenig Verdauungsenzyme, bilden sich ungünstige Zerfallsprozesse. Das Fleisch geht zB. bei ungenügender Verdauung in Verwesung über, während Nüsse mit ihrem hohen Eiweißanteil keine Fäulnis entstehen lassen. Und trotzdem sind Nüsse ungeeignet, unseren Eiweißbedarf auf Dauer zu decken. Nüsse enthalten Enzymhemmer. Sicher spielen viele weitere Faktoren eine wichtige Rolle, die wir nicht ergründen werden. Wir kommen also nicht umhin, in unseren Körper hinein zu fühlen, um uns sagen zu lassen, was er verlangt und was uns bekommt.

Interessant bei den Wildkräutern ist der hohe Eiweißanteil und Vitamin-C-Gehalt. Die weitläufige Meinung, Vegetarier seien mit Eiweiß unterversorgt, weil sich nicht genügend Eiweiße in ihrem Essen befinden, trifft also nur auf Schoko-Vegetarier zu. Jegliche Diskussion, um Für und Wider kann schnell beigelegt werden, wenn nur diejenigen ihre Stimme erheben, die mit ihrer Lebensform gesund, beweglich, geistig rege und in ihrer Körperform ästhetisch geblieben sind.

Wie sieht ein gesundes Essen aus?

Der Mensch ist ein Gemischtkost-Esser. Blätter, Früchte, Wurzeln und Samen stehen auf seinem Speiseplan. Mengenmäßig verteilt sich der jeweilige Anteil in gleicher Reihenfolge nach unten. Das heißt, die chlorophyllhaltigen Pflanzen stehen an erster Stelle. Leider besteht hier eine Unterversorgung. Unsere Kulturpflanzen besitzen nur noch einen Bruchteil an Chlorophyll, Vitaminen und Spurenelementen von dem, was unsere Wildpflanzen zu bieten haben. Alleine durch das Essen von wilden Grünpflanzen werden schon viele Krankheitsbilder geheilt und Sie werden ganz nebenbei auch keinen Sonnenbrand mehr bekommen. Wilde Grünpflanzen führen außerdem zu einer schnellen Sättigung. Auch sehr wichtig ist das Obst, das meist für Diätzwecke gegessen wird. Aber Obstgenuß alleine bringt keine Sättigung, weshalb solche Kuren bald wieder aufgegeben werden. Zudem führt der überwiegende Obstverzehr längerfristig zu Zahnschäden. Wer satt werden und gesund bleiben will, muß immer Wildpflanzen mit dazu essen. Wurzelgemüse wie Rote Beete, Karotten, Rettich, Sellerie etc. eignen sich vorzüglich, um das Essen abzurunden. Gelagerte Samen, wie zB. Nüsse, sollten nur in geringen Mengen verzehrt werden. Samen verfügen nämlich über die Eigenschaft, sich zu konservieren, indem sie Enzym-Antagonisten produzieren, die sie unverdaulich machen. Wer also wenig Verdauungsenzyme bereitstellen kann, verträgt schlecht Samen und scheidet diese zum Teil wieder unverändert aus.

Eine alternative Möglichkeit wäre das vorherige Ankeimen der Samen. Die Pflanze baut dann, um austreiben zu können, ihre Enzymhemmer ab.

Im Unterschied zum Tier hat der Mensch die Möglichkeit, verschiedene Produkte auf einmal zu essen. Das scheint von der Natur so nicht vorgesehen zu sein. Wenn eiweißhaltige Nahrung und kohlenhydratreiche Nahrung gemeinsam gegessen werden, bekommen manche Menschen Darmprobleme wie Blähungen oder Durchfall. Das zeigt uns an, daß beide Produkte zusammen nicht richtig verdaut werden. Zur Verdauung von kohlenhydratreichen Produkten benötigt der Körper im Darm einen basischen Speisebrei, für die Eiweißverdauung wird ein saurer Speisebrei benötigt. Nicht jeder Mensch reagiert hier gleich empfindlich.

Wie ich anhand von Erbrochenem feststellen konnte, selektiert der Magen die Speisen, wenn sie hintereinander gegessen werden, damit sie nicht gemeinsam in den Darm gelangen.

Neutrale Lebensmittel sind Wildkräuter, Blatt- und Wurzelgemüse, soweit sie nicht erhitzt wurden. Sie können beliebig mit anderen Lebensmitteln zusammen gegessen werden. Kohlenhydratreiche Lebensmittel sind unter anderem Banane und Topinambur, sie sollten nicht zusammen mit säurehaltigem Obst gegessen werden. Kohlenhydratreich sind auch Weizen und Kartoffel, die sich zur Urtherapie nicht eignen. Selbst hergestellte Haferflocken stellen in der Urtherapie einen Grenzfall dar. Gekaufte Haferflocken eignen sich auf jeden Fall nicht, denn sie wurden bei der Herstellung kurzfristig auf 120 C° erhitzt. Auf selbstgepreßten Hafer können wir zurückgreifen, wenn keine Sättigung erzielt wird. Eiweißhaltig sind alle tierischen Produkte und Soja, die sich ebenfalls nicht zur Urtherapie eignen. Sie sollen, wenn überhaupt, nur mit sauren Produkten zusammen gegessen werden.

Saure Produkte sind Beeren, Kernobst, Zitrusfrüchte, Ananas. (Diese niemals mit Getreide oder anderen kohlenhydratreichen Speisen mischen.)

Nüsse mit Datteln oder Rosinen zusammen gegessen führen ebenfalls zu einer schlechten Verdauung, die unangenehme Gerüche hinterlassen.

Die Zusammenstellung der Nahrung für einen Tag kann folgendermaßen aussehen:

Morgens eine Avocado mit frischen Wildkräutern, eine Banane und eine Mango
Mittags ein grüner Blattsalat, kombiniert mit Wildkräutern, Tomaten, Gurken usw.
Abends eine Banane mit frischen Wildkräutern und ein paar Nüssen (Zur Banane paßt Giersch und als Dessert wildes Stiefmütterchen)

Zwischendurch können Karotten, verschiedene Früchte und ein paar unbehandelte Nüsse gegessen werden. Wer Trockenfrüchte ißt, soll diese zuvor in Wasser aufweichen, dann bleiben sie nicht so an den Zähnen kleben.[20]

Lassen Sie sich durch meine einfache Auflistung nicht abschrecken, denn es gibt sehr leckere Rohkostgerichte, welche die übliche Küche weit übertreffen. Kaufen Sie sich ein Buch über Rohkostgerichte und reichern sie diese mit Wildkräutern an. Sehr zu empfehlen ist ein Rohkostkurs bei Urs Hochstrasser. Die Anschrift finden Sie am Ende des Buches. Aber auch im Internet lassen sich genügend Rezepte finden.

Die Menge der Speisen kann beliebig erhöht werden, besser ist es aber, mehrere kleine Mahlzeiten einzunehmen. Bitte immer daran denken: Grünkost steht in seiner Bedeutung an erster Stelle, denn ohne die eiweißreichen Wildpflanzen baut sich keine Muskulatur auf und es besteht eine Mangelernährung.

Es wurden in der Zusammenstellung nur exotische Früchte erwähnt, das hat seinen bestimmten Grund: Exotische Früchte decken, auch wenn sie aus konventionellem Anbau stammen, immer noch besser den Vitalstoffbedarf als unsere heimischen Früchte, wenn sie industriell angebaut werden.[21] Zwetschgen, Birnen, Mirabellen und Beerenobst können mit den Tropenfrüchten dann als gleichwertig betrachtet werden, wenn sie auf ungedüngten - oder wenn, dann nur mit Komposterde gedüngten Feldern gesammelt werden. Stallmist ist keine Alternative, denn viele Tiere, wie zB. Pferde, verweigern das Fressen mistgedüngter Pflanzen. Deshalb mein Appell an Sie, selbst Streuobstwiesen anzulegen und alte Fruchtsorten zu kultivieren.

Warum Rohkost?

Werden rohe Pflanzenteile auf einen Haufen geworfen, beginnen sie langsam zu verrotten. Vor den Mikroorganismen, die sich dabei entwickeln, brauchen wir uns nicht zu fürchten, denn sie verursachen in unserem Verdauungstrakt keinen Schaden. Werden die Pflanzenteile aber zuvor gekocht, entsteht eine schimmlige oder faulige Masse, die eine Gesundheitsgefahr für uns darstellt. Das ist auch der Grund, weshalb gekochte Speisen nicht auf den Komposthaufen gehören. Nicht viel anders verhält es sich, wenn gekochte Speisen in den Darm gelangen. Was der Humus für den Garten ist, das ist der Darminhalt für den Menschen. Die Darmzotten sind unsere Wurzeln. Jede unnatürliche Veränderung der Speisen hat eine unnatürliche Keimbesiedelung im Darm zur Folge.

Dazu zählen auch alle chemischen Zusätze, insbesondere die chemischen **Konservierungsstoffe** in der Schlechtkost, denn sie **schädigen** unter anderem auch **unsere Darmflora**. Die Darmkeime gehören wahrscheinlich mit zu unseren größten Energielieferanten. Immerhin machen sie bei einem erwachsenen Menschen 2,5 kg des Darminhaltes aus. Der Mensch lebt in einer Symbiose mit der Natur, das will er sich seiner Sterblichkeit wegen nur nicht eingestehen. Überall, wo er die natürlichen Abläufe verfälscht, entsteht ein lebensfeindliches Milieu. Es ist nicht zu leugnen, daß gekochtes Essen durch die Verdauungsenzyme leichter zerlegt wird, weshalb es dem Kranken scheinbar besser bekommt. Gleichzeitig werden aber wichtige Vitalstoffe zerstört, welche für die Produktion und das Funktionieren der Verdauungsenzyme notwendig sind. Hier entsteht ein Teufelskreis, den es zu durchbrechen gilt· Deshalb kann es bei Schwerkranken manchmal notwendig werden, langsam auf Rohkost umzusteigen oder Verdauungsenzyme der Rohkost beizufügen.

Reichen die Verdauungsenzyme nicht mehr aus, entsteht im Darm eine gärende und faulende stinkende Masse. Die Gifte, die hier entstehen, sind nicht zu unterschätzen, denn sie belasten das gesamte Organsystem. Bei einer intakten Leberfunktion werden solche Störungen gut kompensiert. Besteht eine Leberschwäche oder verliert die Leber gänzlich ihre Filterfunktion, beeinflussen die Darmgifte über den Blutweg viele Vitalfunktionen negativ, sogar die

Gehirnfunktion, mit der Folge chronischer Müdigkeit, bis hin zum Koma (portokavale Enzephalopathie).

Auch Sterben im Siechtum ist häufig die Folge einer Vergiftung über den Darm, wenn nicht bereits Arzneimittel Auslöser des Siechtums sind.[25]

Wenn vor einer Rohkosternährung immer mal wieder gewarnt wird, wurde folgendes nicht beachtet:

1. Der angelegte Maßstab orientiert sich an der Normierung von Schlechtkostessern und ist deswegen untauglich.
2. Ein kranker Organismus kommt mit einer schnellen Umstellung nicht zurecht.
3. In der Umstellungsphase sieht man dem Körper an, wie es wirklich um ihn steht. Daraus wird dann der falsche Schluß gezogen: das sei bereits die Folge der umgestellten Ernährung.
4. Nicht jeder Rohköstler ernährt sich vorbildlich oder hat insgesamt eine gesunde Lebensführung. Ein Pauschalurteil hat keine Aussagekraft. Qualität und Quantität des Essens muß natürlich auch bei der Rohkost stimmen.
5. Der Mensch hat verlernt, ausgiebig zu kauen, weshalb bei manchen Neu-Rohköstlern nicht genügend Nährstoffe freigesetzt werden. Das intensive Kauen ist bei der Rohkost unbedingt notwendig.

Wer alle wichtigen Regeln befolgt und diese zur Selbstverständlichkeit werden läßt, wird dem zustimmen, was mir ein Sechzigjähriger nach einem Jahr der Umstellung mitteilte: „Ich fühle mich kräftiger, leistungsfähiger und gesünder als vor 30 Jahren."

Wo finde ich Wildkräuter?

So lange ist es noch gar nicht her, als ein Großteil der Wildpflanzen, die wir heute abfällig als Unkraut bezeichnen, dem Menschen zum Essen diente. Der Wunsch, sich aus der Natur zu lösen, alles noch besser als unser Schöpfer zu machen, Gottähnlichkeit zu erlangen und die Dinge berechenbar zu gestalten, hat den Menschen dazu verführt, seine Nahrung unabhängig natürlicher Einflüsse zu erzeugen.

Dabei hat die Natur es verstanden, die Lebensräume perfekt zu gestalten, denn die eßbaren Wildkräuter stehen mit dem Menschen in einem symbiotischen Verhältnis. Wo keine Menschen siedeln, ist es auch um eßbare Wildkräuter schlecht bestellt. Die meisten eßbaren Kräuter würde es überhaupt nicht geben, wäre die Landschaft nicht durch den Menschen geprägt. Melde, Fuchsschwanz, Gartenschaumkraut, Breitwegerich, Wegwarte, Franzosenkraut, Malve, Stiefmütterchen usw., sie alle wachsen nur an Stellen, wo der Boden aufgebrochen oder einer Verbuschung bzw. Verwaldung künstlich entgegengewirkt wird. Selbst um den Löwenzahn wäre es schlecht bestellt, denn natürliche Wiesen fänden sich nur in Höhenlagen. Daher können wir heute nur bedauern, daß die besten Pflanzen ausgerechnet dort wachsen, wo wir uns kaum getrauen, etwas davon zu nehmen, also an Straßen, Wegen und Schutthalden. Im landwirtschaftlichen Bereich wurde das meiste totgespritzt oder wegen Überdüngung von Gräsern verdrängt. Überdüngte Wiesen erkennen wir an ihrem geringen Kräuteraufkommen.

Ein Eldorado von Wildpflanzen finden wir auf brachliegenden Äckern in den ersten beiden Jahren, wenn der Boden nicht zu stark mit Wildkräutervernichtern bearbeitet wurde, wie zB. im Maisanbau. Danach gehen die eßbaren Wildkräuter wieder zurück. Viele eßbare Wildkräuter werden deshalb auch als Pionierpflanzen bezeichnet. Eine weitere Fundstelle sind Waldränder. Auch diese finden sich nicht in der ursprünglichen Natur.[28] Hier treffen wir auf Giersch und Miere.

Wer etwas Boden besitzt, sollte im Spätsommer die Erde aufbrechen, damit sich im Frühjahr die ersten Pionierpflanzen entwickeln können. Danach kann der Boden zwei bis drei Jahre unbearbeitet liegen bleiben. Mehrjährige eßbare Pflanzen können beim Bearbeiten des Bodens ruhig stehen bleiben, unbrauchbare Pflanzen werden entfernt.

Wer gerne Topinambur ißt, braucht noch nicht einmal einen eigenen Boden, sondern sucht sich im Feld eine brachliegende Fläche mit lockerem Boden und pflanzt sie dort ein. Die konkurrierenden Gräser werden problemlos überwachsen. Vom Spätherbst bis zum Frühjahr werden, je nach Bedarf, der Stengel mit den daran hängenden Knollen herausgezogen. Die im Boden zurückbleibenden Knollen treiben im kommenden Jahr wieder aus. Leider sind auch Wühlmäuse hinter dieser schmackhaften Knolle her.

Eßbare Wildkräuter, die Sie fast das gesamte Jahr über finden: Giersch (Aegopodium podagraria), Labkraut (Galium mollugo), Breitwegerich (Plantago major), Spitzwegerich (Plantago lanceolata), Vogelmiere (Stellaria media), Löwenzahn (Taraxacum officinale), Schafgarbe (Achillea millefolium), Gänseblümchen (Bellis perennis), Ampfer-Knöterich (Polygonum lapathifolium), Taubnessel (Lamium album), Rotklee (Trifolium pratense)

Saisonpflanzen:
Melde (Chenopodium album), Franzosenkraut (Galinsoga parviflora), Wegmalve (Malva neglecta), Wegwarte (Cichorium intybus), Taubenkropf (Silene vulgaris), Buchenblätter (Fagus sylvatica) Weidenröschen (Epilodium angustifolium), wildes Stiefmütterchen (Viola tricolor), junge Lindenblätter (Tilia platyphyllos),

Gewürzpflanzen:
Gundermann (Glechoma hederacea), Schaumkraut (Cardamine pratensis), Salbei (Salvia pratensis), Dost (Origanum vulgare), Thymian (Thymus pulegioides), Minze (Mentha aquatica), Meerrettich (Armoracia rusticana), Bärlauch (Allium ursinum), Ackersenf (Sinapis arvensis), Kresse (Nasturtium officinale), Sauerampfer (Rumex acetosa)

Eine alte Regel besagt: „Suche dort dein Kräutlein, wo ein Reh darüber springt.“ Tatsächlich kann beobachtet werden, daß Rehe die mit Spritzmittel belasteten Äcker meiden. Auch Pferde reagieren sehr empfindlich und verweigern das Gras überdüngter Wiesen.

Vorsicht:
Kerbel und ähnliche Doldenblütler sollten besser nicht gesammelt werden, da sie leicht mit anderen sehr giftigen Doldenblütlern, wie zB. dem Schierling, verwechselt werden können. Pflanzen mit parallelen Blattnerven soll man unbedingt kennen, bevor sie in den Speiseplan mit aufgenommen werden. Also Herbstzeitlose, das Maiglöckchen oder der in den Bergen vorkommende Weiße Germer sind hochgiftig! Wenn auch sonst die wenigsten Gift-Pflanzen zu einem ernsthaften Schaden führen, soll man sich trotzdem immer mit der entsprechenden Literatur oder durch Befragen Gewißheit über die Pflanze verschaffen. Unkenntnis beim Sammeln von Pflanzen fordert leider jedes Jahr seine Opfer. So hat bereits der in Mode gekommene Bärlauch durch Verwechslung mit dem Maiglöckchen und der **Herbstzeitlose** zu tödlichen Vergiftungen geführt. Herbstzeitlose kann auch flächendeckend im Wald vorkommen. Wer eine Pflanze nicht kennt, kann sie probieren und wieder ausspucken, aber niemals in großen Mengen essen. Was schmeckt, beweist damit noch nicht seine Harmlosigkeit. Wir müssen aber auch nicht alles im Mund gehabt haben.

Benötigt der Mensch tierische Produkte?

Unter natürlichen Bedingungen besteht beim Menschen die Abneigung, ein Tier, das ähnliche Augen hat wie wir zu töten und er hat auch einen Ekel davor, in dessen Fleisch zu beißen.

Fleischfressende Tiere haben einen kürzeren Darm als Pflanzenfresser, verwerten mit Salmonellen befallenes Fleisch unbeschadet und verstoffwechseln die Harnsäure, weshalb es bei ihnen nicht zur Gichterkrankung kommen kann. Der Mensch ist in der Lage, unbeschadet einen faulen Apfel zu essen, aber beim Fleischverzehr sind strenge Hygiene-Vorschriften vonnöten, um gefährliche Vergiftungen durch verdorbenes Fleisch zu vermeiden.

Sicherlich standen auf dem Rohkost-Speiseplan der Urmenschen auch Insekten wie Heuschrecken, Engerlinge und Ameisen. Rohe Vogeleier gab es natürlich auch. Qualität und im anderen Zusammenhang die Menge lassen sich mit der heutigen Zeit nicht vergleichen.

Eiweiß aus Pflanzenblättern kommt in unserem heutigen Essen sehr selten vor. Andererseits werden Unmengen Fleisch ge......-gessen. Anno 2004 waren es in Deutschland 60 – 70 kg Fleisch pro Kopf im Durchschnitt, Alte, Kinder und Säuglinge sind mit eingerechnet.

Das eigentliche Essen des Menschen besteht aus Pflanzenkost. Daran kann kein Zweifel bestehen. Viele glauben aber dennoch, nicht ohne tierische Produkte auszukommen. Die Behauptung, in der Schlechtkost und im Fleisch befänden sich Suchtstoffe, weshalb die meisten Menschen nicht davon lassen könnten, glaube ich nicht. Warum der Körper immer wieder nach Schlechtkost verlangt, wird im Kapitel "Kleine Ernährungslehre" erwähnt. Beim Fleisch verhält es sich anders. In ihm sind wichtige Vitalstoffe enthalten, die der Körper zum Überleben verwenden kann. Der Fleischesser kommt mit seiner Schlechtkost weitaus besser zurecht als der Veganer (meidet alle tierischen Produkte), wenn dieser über eine beschränkte Nahrungspalette verfügt. Die richtige Zusammenstellung einer pflanzlichen Kost ist in unseren Breitengraden zeitaufwendig, und die notwendige Nahrungspalette ist mit heimischen Produkten nicht zu jeder Jahreszeit verfügbar.

Als der Mensch in die kälteren Klimazonen vorgedrungen war, hatte er nicht das reichhaltige Angebot an Früchten, Gemüsepflanzen und Wildkräutern vorgefunden, so wie wir das heute kennen. Das Essen von Fleisch war für ihn überlebenswichtig. Ohne Fleisch hätte der Mensch bestimmt keinen Winter überstanden. Der Fleischverzehr war aber keine Selbstverständlichkeit, denn der Mensch war zu der damaligen Zeit noch nicht in der Lage, zwischen sich und dem Tier so zu unterscheiden, so wie wir das heute tun. Der Urmensch konnte noch ungehindert seine Seele in das Tier hinein projizieren, weshalb er sich mit ihm in Verwandtschaft wähnte. Das Tier wurde als Geschwister bezeichnet, von denen sich manche in Hungerzeiten opferten, um dem weiter entwickelten Menschen das Überleben zu sichern. Wiederum andere Tiere waren heilig und durften niemals durch Menschenhand Schaden erleiden. Als der Fleischkonsum als selbstverständlich angenommen wurde, stellten sich auch schon die ersten Krankheitszeichen ein, wovon so mancher alte Heilpflanzenname heute noch kündet. ZB. Geißfuß oder auch Giersch genannt, was nichts anderes heißt oder bezeichnet als ein Krankheitsbild, das auf einen übermäßigen Fleischkonsum zurückzuführen ist.

Wer die Vielfalt der köstlichen frischen Tropenfrüchte genießt und dazu Wildpflanzen ißt, ist an Schlechtkost und Fleischkonsum nicht mehr interessiert. Ist die Gewöhnung an die vegetarische Vitalkost einmal vollzogen, so kann nicht beliebig auf Schlechtkost zurückgegriffen werden, weil sich der Körper dann wehren und sie erbrechen würde. Diejenigen aber, welche versuchen, sich als Veganer überwiegend mit Äpfeln, ab und zu mit einer abgelagerten Tropenfrucht oder mit Getreide, etwas Gemüse usw. über Wasser zu halten, werden eine Bruchlandung erleiden.

Hierzu wünsche ich mir Zuschriften von jedem, der mit dieser Ernährung zufrieden und gesund geblieben ist. Ich habe einige gesund aussehende Veganer befragt, die mir vertraulich bestätigten, daß sie unter ihrer Kost litten und heimlich auf Abwege gingen, was Gewissenskonflikte zur Folge hatte. Dabei ist mir aufgefallen, daß ausgerechnet jene Vegetarier am meisten missionieren, die mit ihrer Ernährung am wenigsten zurechtkommen. Mit Dogmen allein ist noch keinem geholfen. Was Wunder, wenn auf diese Weise immer wieder das Kind mit dem Bade ausgeschüttet wird und Fortschritte ausblieben.

Das Schädliche am Fleisch, den Eiern und der Milch ist das Entstehen von Fäulnis im Darm, die den Organismus schwer belastet. Gifte, die durch Fäulnis im Darm entstehen, diffundieren durch die Darmwand und beeinflussen alle Stoffwechselvorgänge, selbst die im Gehirn. Die Leber als zentrales Entgiftungsorgan ist davon unmittelbar betroffen. Das scheint auch der Grund zu sein, weshalb bei manchen Leberkranken ein Ekel vor Fleisch besteht. Zudem fördert Fäulnis im Darm das Darmkrebsrisiko. Interessant in dieser Hinsicht: Einer zehnjährigen Studie im Krebsforschungszentrum Heidelberg über Darmkrebs wurde kein Vegetarier zugeführt. Wobei es auch bei vegetarischer Ernährung zu Darmkrebs kommen kann, wenn auch sehr selten.

Warum leben aber nun die Schlechtkostesser dennoch lange "gesund"? Betrachten wir den Darminhalt unter einem Mikroskop, so ist unschwer zu erkennen, daß sich der Stuhl überwiegend aus den unterschiedlichsten Bakterien zusammensetzt. In der Regel hat der Stuhl einen Bakterienanteil von 80%. Ohne diese Keime wäre der

Mensch nicht lebensfähig. Die Keime stehen in einem symbiotischen Verhältnis zu unserem Körper. Ob sie nun unverdaute Bestandteile aufschlüsseln, damit diese vom Darm aufgenommen werden können oder selbst mit ihrem Stoffwechsel Vitalstoffe produzieren oder beim Zerfall selbst als Nahrung zur Verfügung stehen, das vermag im einzelnen wohl keiner zu sagen, auf jeden Fall aber sind sie in der Lage, in einem bestimmten Rahmen den Körper mit Vitalstoffen zu versorgen, auch ohne daß solche in der Nahrung vorkommen, wie zB. das Vitamin K oder B1. Daraus läßt sich leicht ableiten, warum wir mit Schlechtkost so lange überleben können. Voraussetzung dafür muß allerdings eine stabile, funktionstüchtige Bakterienflora sein. Um diese zu erreichen, darf nicht "zu viel auf einmal" und nicht "kreuz und quer" gegessen werden. So lautet ja auch das Patentrezept der Altgewordenen: "Lebe mäßig!".

Die künstlichen Zusätze, Bestrahlung, Konzentrate usw., die heute in der Nahrungsmittelindustrie Verwendung finden, schaden dem Körper nicht nur auf direkte Weise, sondern verändern auch die vorhandene Bakterienflora. Ein Konservierungsstoff, der die Keimbildung in der Schlechtkost behindert, hat seine Wirkung auch in unserem Darm. So erklärt sich, weshalb die ersten Krankheitszeichen immer früher in Erscheinung treten.

Verändert sich der Bakterienhaushalt im Darm zu seinem Ungunsten, was auch Folge einer abrupten Essensumstellung sein kann, muß eine Fastenkur mit nicht sterilisierter Heilerde eingelegt werden, um mit dem Aufbau von vorne zu beginnen. Tonerde mit ihrem natürlichen Bakteriengehalt hat sich hier als sehr hilfreich erwiesen. Eine Umstellung der Eßgewohnheiten muß langsam erfolgen, so daß sich die Bakterien an die neuen Verhältnisse anpassen können.

Zurück zur tierischen Kost. Für Fleisch, Eier und Milch in unserem Essen besteht nicht der geringste Bedarf. Das haben schon unzählige Menschen bewiesen, die über Jahre diese Produkte meiden und gesund geblieben sind, bzw. keine Mangelerscheinungen zeigen. Dem Frischkäse fällt eine Sonderstellung zu. Wer glaubt, auf tierische Eiweiße negativ zu reagieren, aber einer zusätzlichen Eiweißquelle bedarf, zB. auf Grund reduzierter Gesundkost, kann es mit Frischkäse versuchen. Der Ausgangspunkt von Käse ist ein tierisches Produkt, der Käse selbst ist aber eine von Bakterien erzeugte Masse. Milchsäurebakterien, welche die Milch zersetzen, machen auch einen Teil der natürlichen Darmflora aus, weshalb man sagen kann: Käse ist eine vorverdaute, bakterienhaltige Nahrung, die dem Körper nicht unbekannt ist und es somit zu keiner Käsevergiftung kommen kann.

Natürlich meine ich den natürlichen, selbst gesäuerten Frischkäse; denn was als Käse in den Handel kommt, ist allermeistens ein Kunstprodukt der Chemie. Frischkäse wird gut vertragen und erzeugt eine Zufriedenheit beim Essen, die aus den wichtigen Vitalstoffen resultiert, die in ihm vorhanden sind. In kleinen Mengen genossen, stellt Frischkäse bei der Umstellung und bei geringem Angebot an frischen Kräutern und Früchten eine wichtige Alternative dar, um nicht auf Schlechtkost rückgreifen zu müssen. Weil Frischkäse aus Rohmilch hergestellt werden muß, die nicht jedem zur Verfügung steht, kann notfalls auch Joghurt mit noch lebenden Keimen verwendet werden. Was bleibt, ist die ethische Frage, welche die Auswüchse moderner Tierzucht aufwirft und jeder für sich beantworten muß[30].

Die richtige Essenspalette für die Urtherapie haben wir erst dann für uns gefunden, wenn kein Verlangen nach tierischen Produkten mehr besteht.

Gewichtsverlust bei der Umstellung

Wer seine konventionelle Ernährung (Schlechtkost) aufgibt und ein vitalstoffreiches Essen zu sich nimmt, wird sich zu Beginn über sein kümmerliches Aussehen wundern. Eingefallene Wangen zB. vermitteln nicht unbedingt das Aussehen blühender Gesundheit.

Wenn der Körper ein vitalstoffreiches Essen erhält, beginnt er Wasser auszuschwemmen. Der Fettabbau dauert natürlich länger. Die schwache Muskulatur, die unter den Fettpolstern verborgen lag, genügt dem Körper nicht mehr für seine ästhetische Form. Der Aufbau einer kräftigen Muskulatur durch die Vitalkost vollzieht sich langsamer als der Verlust alter Fettdepots. Trotz schwachen Aussehens läßt die Muskelkraft nicht nach, sondern erfährt eine Steigerung. Muskeltraining kann den Prozeß des Muskelaufbaus beschleunigen, muß aber nicht intensiv betrieben werden, denn auch Tiere treiben keinen Leistungssport und haben starke Muskeln. Das soll aber nicht heißen, daß wir auf Bewegung und Anstrengungen verzichten können.

Der Aufbau einer gesunden Muskulatur kann nach der Essensumstellung bis zu 3 Jahre dauern. Daraus resultiert immer wieder der irrige Glaube, Vitalkost sei ungesund. Daß sich aber bereits kurz nach der Umstellung die meisten Krankheitsbilder verabschieden und mehr Lebensenergie und Muskelkraft zur Verfügung stehen, wird von den Skeptikern gerne ignoriert. Folgt dem Gewichtsverlust eine Leistungsschwäche oder treten Krankheitszeichen auf, dann erfolgte die Umstellung zu schnell oder es wurde nicht ausreichend oder das Richtige gegessen. In manchem Fall muß teilweise wieder auf Schlechtkost zurückgegriffen werden, um die Essensumstellung langsam zu vollziehen. Wer keinen Erfolg bei der Essensumstellung erfährt und sich die Erwartungen ins Gegenteil verdrehen, darf nicht an seinem bisherigen Vorgehen festhalten. Immer wieder erfährt man von Menschen, die sich durch ihr dogmatisches Vorgehen gesundheitlich ruinieren.

Warum das Essen natürlicher Nahrung manchmal nicht durchgehalten wird

Fett, Eiweiß und Kohlehydrate, die Grundnährstoffe, werden in der handelsüblichen Nahrung in leicht verdaulicher Form im Überfluß angeboten. In der Naturkost stehen diese Bestandteile nicht immer in dieser Menge und gleichen Beschaffenheit zur Verfügung. Auch wenn wir dieses Überangebot an leicht verdaulichen Bestandteilen bei weitem nicht benötigen; wir kommen nicht daran vorbei, diese Grundstoffe in ausreichender Menge bereitzustellen. Erschwerend kommt hinzu, daß ein kranker Körper oft nur wenig oder schlecht funktionierende Verdauungsenzyme produziert. Um dieses Manko zu kompensieren, verlangt der Körper nach den leicht zur Verfügung stehenden Nährstoffen, weshalb es für manche Menschen wichtig sein kann, auf die Rohkost langsam umzusteigen. Der schnelle Umstieg auf eine natürliche Ernährungsform kann große Mengen der im Fettgewebe gespeicherten Gifte freisetzen, weshalb kranke Menschen mit Sorgfalt an die Sache herangehen sollen. Unter langsam verstehe ich nicht, daß immer wieder Braten und Torten mit in den Speiseplan aufgenommen werden. Der Energiebedarf läßt sich leicht durch gekochten Reis, Hirse, Haferflocken, Kartoffeln, selbstgesäuerten Frischkäse oder Natur-Joghurt[35] decken. Dazwischen werden immer wieder Wildkräuter, frisches Gemüse und etwas Obst gegessen.

Verzichten Sie bitte in jedem Fall auf erhitzte Fette[36], denn die stören das Leber- und Gallesystem erheblich. Fertigprodukte wie Brotaufstriche, Tofu usw. sind ebenfalls als schädlich einzustufen. Diese Produkte entziehen dem Körper viel Energie, da sie nur wenig oder keine Vitalstoffe mehr besitzen.

Unterschätzen dürfen wir beim Essen auch nicht das gesellschaftlich Verbindende und unser Geschmacksempfinden, was auch Einfluß auf unsere Psyche hat. Wer beim Essen keine Befriedigung erfährt, bei dem stellt sich schnell eine innere Unzufriedenheit ein. Deshalb ist es wichtig, die Speisen geschmackvoll zu bereiten. Auf einer Wanderung seinen Hunger mit Wildkräutern und einem Apfel zu stillen, bedeutet durchaus auch Vergnügen. Das gleiche Essen täglich bei Tisch verlangt viel Idealismus, um nicht irgendwann zu verzweifeln.

Wer das Würzige am Essen vermißt, kann mit einer Avocado, die er zerdrückt, etwas Öl, Essig und verschiedenen Gewürzen (kein Salz) eine schmackhafte Paste bereiten. Die Paste eignet sich für den Wildkräutersalat genauso wie zu rohem Gemüse. Aufgeweichte Senfkörner im Blatt-Salat oder eine Meerrettichpaste in geraspelter Roten Beete schmecken durchaus delikat. Eine Banane mit Avocado gemixt und danach ein paar Mandelsplitter aufgestreut ergeben ein vorzügliches Dessert. Und wem das alles nicht schmeckt, sollte die Urtherapie aufgeben.

Wer über das nötige Taschengeld verfügt – ungefähr 50 Euro in der Woche – kann sich über einen Tropenfrucht-Direktversand frische Früchte bestellen. Unter der mittlerweile großen Nachfrage leidet oft die Qualität der Früchte. Vertrauen Sie beim Einkauf ihrem Gespür und reklamieren Sie unreifes und geschmackloses Obst. Der Genuß, den die reifen Früchte durch ihr Aroma bescheren, ist mit keiner Schlechtkost zu ersetzen. Wenn wir krank sind, sollten wir auf jeden Fall frische Tropenfrüchte genießen, da wir hierbei die Gewährleistung haben, uns die wichtigen Vitalstoffe zuzuführen. Noch besser wäre es, gleich dorthin zu reisen, wo die Früchte im Überfluß wachsen.[37] Leider fehlt uns in der Regel in den Tropen die Kenntnis über die eßbaren wildwachsenden Grünpflanzen.

Die Umstellung auf eine natürliche Kost ist keine einfache Angelegenheit. Der Lebensraum und gesellschaftliche Zwänge vereiteln oft die guten Vorsätze. Zudem sitzt der Teufel bekanntlich auf einem bequemen Stuhl.

Wer die Zeit nicht aufbringt, sich täglich frisches Gemüse, Wildkräuter und Früchte zu besorgen, hat mehr davon, wenn er lediglich seine bisherige Kostform aufbessert. Vor einer reduzierten Gesundkost, die nur das Gewissen beruhigen soll, kann ich nur warnen.

Wenn die Urtherapie fehlschlägt

Wer fühlt sich nicht auf den Arm genommen, wenn der Kundendienst die ernsthafte Frage stellt, ob der Stecker vom Radiogerät auch in der Dose war oder das Auto über Benzin im Tank verfügt? Diese scheinbar dummen Fragen wurden aus der Erfahrung geboren. Und wenn die Urtherapie versagt, werden ähnliche Fragen gestellt: "Sind Sie täglich draußen an der frischen Luft gewesen? Konnte Ruhe und Entspannung bei Ihnen Einkehr halten?“ Und so unglaublich, wie die Frage auch klingen mag: „Haben Sie auch in ausreichender Menge täglich frische Wildkräuter gegessen?" - mit oftmals negativer Antwort.

Sehen wir von diesen Regelfällen einer mißlungenen Urtherapie einmal ab, kommen tatsächlich, wenn auch selten, Ausnahmefälle vor.

Häufigstes Problem stellt die **Auszehrung des Körpers** dar, begleitet von **Schwäche und Kältegefühl**. Nicht zu verwechseln mit der Gewichtsreduktion bei gleichzeitiger Leistungssteigerung. Nachgefragt ergeben sich fast immer die gleichen Fehler: Die Essensmenge wird insgesamt zu gering gehalten, weil die Wildkräuter eine zu schnelle Sättigung bewirken, oder der Obstverzehr überwiegt. In anderen Fällen wird nur noch Wildkräutersaft getrunken. Mit Wildkräutern alleine kann der Mensch nicht existieren, es gehören auch Früchte und Gemüse dazu.

Wenn sich mit einem schwerkranken Menschen jemand solidarisch erklärt und mit ihm die Essensumstellung gemeinsam vollzieht, so muß das befürwortet werden. Kommen beide mit der Umstellung nicht zurecht, wird etwas zu wenig berücksichtigt. Wer nämlich ständig unter Hunger leidet, verfügt nicht über die richtige Nahrungspalette, oder kranke Verdauungsorgane behindern die Resorption. Bei der Essenswahl kann es durchaus hilfreich sein, die Augen zu schließen, um sich darauf zu besinnen, nach was es einem am meisten verlangt. Tauchen die Bilder von Hammelbraten oder Fritten auf, suchen wir nach akzeptablen Alternativen.

Reicht das Vorstellungsvermögen nicht aus, bieten vegetarische Restaurants mit einem Rohkostbuffet reichlich Gelegenheit, das Richtige für sich zu finden. Zudem offenbaren sie, wie schmackhaft sich Rohkostgerichte bereiten lassen. Wo sich solche Restaurants in Ihrer Nähe befinden, erfahren Sie am Schluß des Buches.

Wenn alle Versuche der Nahrungskombination scheitern, bei Rohkost die Auszehrung aufzuhalten oder wenn ein ständiges Hungergefühl Ihnen die Lebenslust verdirbt, dann essen Sie täglich zu ihrer Rohkost eine Tasse Reis, Hirse, Bohnen, ein paar Kartoffel oder ein anderes Produkt, das Sie beschwerdefrei verdauen. Vor dem Kochen muß allerdings noch die Keimfähigkeit oder die Lebenskraft vorhanden gewesen sein. Die gekochten Speisen lassen sich mit Rohkost kombinieren und werden damit geschmacklich aufgewertet und auch bekömmlicher. Das haben auch die bekannten Schnellfutterketten für sich erkannt und zwischen ihre undefinierbaren Schlechtkosthappen etwas Tomate oder Grünes gelegt, um den Absatz zu steigern.

Wenn der **Gewichtsverlust** trotz reichlichem Essen unkontrollierbar wird, ist in den meisten Fällen der Körper nicht mehr in der Lage, genügend Verdauungsenzyme bereitzustellen. Hier ist es ratsam, die Enzyme künstlich zuzuführen. Dazu eignen sich die Enzyme der Bauchspeicheldrüse vom Schwein, die in jeder Apotheke erhältlich sind. Wichtig sind die vom Tier, denn synthetische Enzyme verhindern die Eigenproduktion. Eine kleine Dosis reicht in der Regel aus. Sie muß aber zu jeder größeren Mahlzeit eingenommen werden. Geht trotz alledem der Gewichtsverlust weiter, muß notfalls selbstgesäuerter Frischkäse oder Joghurt mit noch lebenden Bakterienkulturen gegessen werden.

Ob der Gewichtsverlust stagniert, läßt sich leicht mit einem Urin-Teststreifen nachprüfen. Sind keine Ketonkörper im Urin mehr nachzuweisen, wurde der Abbau des Fettgewebes gestoppt. Die Teststreifen sind in der Apotheke erhältlich. Krebskranke können mit dieser einfachen Methode ihren Gewichtsverlust ebenfalls kontrollieren und sich den Erfolg der Nahrungsumstellung bereits nach wenigen Tagen bestätigen lassen.

Wer unter **Blähungen** leidet oder üble Gerüche verströmt, kombiniert sein Essen falsch oder trinkt zu wenig. Bei stockenden Winden hilft ein kleiner Dauerlauf. Entstehen Blähungen durch Kohl und Zwiebelgewächse, fehlen die Enzyme der Bauchspeicheldrüse, oder der Magen produziert noch zuviel Säure. Manchmal wird auch zuviel Obst gegessen.

Wer ständig unter Blähungen leidet, sollte mindestens drei Tage fasten. Gleichzeitig wird morgens, mittags und abends ein Teelöffel grüne naturbelassene Heilerde eingenommen. Heilerde bietet sich auch an, wenn der Stuhlgang oder die Winde riechen.

Fasten muß nicht immer von Vorteil sein. Das betrifft insbesondere die Untergewichtigen und die Schwerstkranken. Hier bietet sich das Saftfasten mit selbst gepreßten Gemüse-, Obst- und Wildkräutersaft an.

Wildkräuter- und Apfelsaft ergeben eine schmackhafte Kombination, besonders dann, wenn es sich um leicht saure Äpfel handelt. Gemüse und Wildkräutersaft harmonieren in der Regel nicht miteinander. Ungünstige Mixturen führen zu einer chemischen Reaktion, worunter die Qualität erheblich leidet. Mischen Sie entweder Wildpflanzen oder verschiedene Kulturpflanzen zu einem Saft, aber bringen Sie nicht beide zusammen. Denn diese Mischung würde nach kurzer Zeit eindicken und ihren Geschmack ändern. Wer zB. Banane mit Wildkräutern mixt, sieht an den aufsteigenden Gasblasen, wie heftig die Mixtur reagiert.

Bei **Verdauungsstörungen** wird besser weniger, dafür häufiger gegessen. Um eine eventuelle Unverträglichkeit besser zu erkennen, sollte man die Speisen mehr getrennt voneinander essen.

Empfindliche Zähne stellen sich ein, wenn viel Trockenobst und überwiegend saure Früchte gegessen werden, wie zB. Äpfel, Ananas oder Orangen. Saure Früchte verursachen am Anfang der Essensumstellung ein stumpfes Gefühl an den Zähnen und Trockenobst klebt an den Zähnen und fördert mit seinem Zucker die Karies. Manche Nüsse und ölige Samen verdächtige ich mittlerweile nicht weniger der Förderung von Zahnfäule. Nach solchen Speisen muß man die Zähne gleich im Anschluß und nicht erst am Abend putzen. Allerdings scheinen die Mandeln der Zahngesundheit nichts anzuhaben.

Wer seinen Hunger überwiegend mit Früchten deckt, bei dem entmineralisieren die Zähne. Brüchige Zähne und Lochdefekte sind die Folge daraus. Empfindliche Personen zeigen bereits nach einem halben Jahr die ersten Zahnschäden. Der Gemüse- und/oder Kräuteranteil muß mengenmäßig immer über dem Fruchtanteil liegen, um die Zahngesundheit zu erhalten! Der Mineralstoffgehalt der Früchte ist zu gering, um die Zähne gesund zu erhalten. Zudem raubt die Fruchtsäure Kalzium, wobei ich dem Magnesium heute eine größere Bedeutung bei der Zahngesundheit zuspreche. So wertvoll, wie Früchte auch sind, ein auf Dauer zu großer Essensanteil davon führt zu Mangelerscheinungen und macht den Menschen krank. Erste Anzeichen sind Verkrampfungen der Muskulatur, zB. der Handmuskulatur beim festen Umfassen eines Gegenstands.

Auch bei einer gesunden Kost sollen die Zähne regelmäßig gereinigt werden. Zur traditionellen Zahnbürste sind auch noch diese kleinen Zwischenzahnbürsten, Zahnseide und Zahnduschen zu empfehlen.

Eine gestörte Bakterienflora im Darm führt möglicherweise bei Veganern (verzichten auf alle tierischen Produkte) zu einem **Vitamin B12-Mangel**. Zeichen eines Mangels kann eine gleichbleibende Müdigkeit sein, welche sich durch eine hohe Gabe von Vitamin B12 (1000µg) in wenigen Tagen bessert. Bei einer gesunden Leber stellt sich ein Vitamin B 12-Mangel erst nach ungefähr 4 Jahren ein, weshalb die Zusammenhänge nicht deutlich in Erscheinung treten. Naturbelassene Heilerde verbessert in der Regel die Bakterienflora. Wer bereits unter B 12-Mangel leidet, sollte unbedingt das Vitamin einnehmen. Weitere Folgen eines Mangels sind Blutbildveränderungen, Sensationen wie **Ameisenlaufen** in den Beinen und **Zungenbrennen**.

Komplikationen sind auch zu erwarten, wo mit Gewalt nach der Urtherapie gelebt wird, ohne deren Wirkung zu reflektieren. Es bedarf der besonderen Sorgfalt und eines feinen Gespürs für den eigenen Leib, in der Fülle der Natur das Richtige für sich zu finden. Das ist anfänglich nicht einfach, und dazu sind nicht alle in der Lage, weshalb man Verständnis für die Menschen zeigen soll, welche diesen Weg nicht gehen.

Frauen, welche streng nach der Urtherapie leben, verlieren ihre **Menstruation**. Das darf aber nicht als Nährstoffmangel fehlgedeutet werden, wie das immer wieder geschieht. Mir wurde sogar mitgeteilt, daß Ärzte in diesem Fall den verunsicherten Frauen Hormone verschreiben. Dazu besteht kein Anlaß, und es macht therapeutisch keinen Sinn. Wenn die Menstruation ausbleibt, ist die Empfänglichkeit weiterhin gewährleistet. Frauen, die ihre Morgentemperatur messen, werden anhand der Temperaturkurve feststellen, daß sie ihren Zyklus weiterhin haben. Auch der Schleimpfropf, der sich nicht selten vor dem Eisprung im Urin findet und auf die Empfänglichkeit hinweist, ist weiterhin vorhanden. Also, wer sich ein Kind wünscht, hat weiterhin die Möglichkeit, schwanger zu werden, auch wenn in diesem Fall die Monatsblutung ausbleibt. Der günstigste Zeitpunkt für eine Empfängnis kann anhand der Temperaturkurve ermittelt werden. Bleibt die Temperatur bei mindestens 37,5 °C über 30 Tage bestehen, ist eine Schwangerschaft wahrscheinlich. Literatur über die "natürliche Empfängnisverhütung"[38] finden Sie im Buchhandel. Informationen über die natürliche Geburt erfahren Sie im Buch „Der Große Gesundheits-Konz".

Leider gehört auch das Essen von **Giftpflanzen** mit zu den Komplikationen der Urtherapie. Schuld ist das leichtfertige Sammeln von Wildkräutern ohne ausreichende Kenntnis. Jede Pflanze, die Sie pflücken, muß in Ihrem Hinterstübchen vom Aussehen und vom Geschmack her verankert sein. Einige Menschen haben die falsche Vorstellung, Giftpflanzen seien nicht delikat. Vor einem solchen Ausleseverfahren möchte ich dringend abraten, denn die Sumpfdotterblume (Caltha palustris), die Herbstzeitlose (Colchicum autumnale), verschiedene Wolfsmilchgewächse (Euphorbiae), die Einbeere (Paris quadrifolia), der Aronstab (Arum maculatum) usw. wären durchaus erst einmal schmackhafte Pflanzen. Der Aronstab sticht nach ein bis zwei Minuten wie ein ganzes Nadelkissen im Mund, während die anderen Giftpflanzen sich Zeit nehmen, um uns später in unangenehmer Weise darauf hinzuweisen, in Zukunft von ihnen zu lassen oder uns keine weitere Gelegenheit mehr dazugeben.

Das Fasten

Die natürlichste Form der Therapie ist das Fasten. Bei genauer Beobachtung läßt sich feststellen, daß selbst Tiere davon Gebrauch machen. Jeder Kranke sollte diese einfache Form der Therapie einmal versuchen und sein Essen für eine bestimmte Zeit einstellen, bzw. erst einmal seinem Instinkt folgen. Hat ein kranker Mensch seinen Appetit verloren, sorgen sich die wohlmeinenden Angehörigen in aller Regel darum, wie sie den Kranken zusätzlich mit Essen plagen können.

Weil bloße Meinungen offensichtlich schnell einen höheren Stellenwert als die Signale des eigenen Leibes gewinnen, entsteht eine fatale Bereitschaft, gegen die eigene Natur zu handeln. Würde dem Appetitverlust nachgegeben, brächte dies dem Körper die notwendige Entlastung, um die entsprechende Energie zum Aufbau der Selbstheilungskräfte bereitstellen zu können. Chronisch kranke Menschen leiden übrigens selten unter Appetitmangel, weil bei ihnen die Selbstheilungskräfte erst gar nicht in Gang kommen. Blockiert wird die Selbstheilung durch einen Vitalstoffmangel und / oder eine Schadstoff-Überbelastung. Schadstoffe aus der Umwelt machen einen Teil der Belastung aus, weitaus relevanter jedoch ist der Darminhalt als solcher. Verminderte Produktion von Verdauungsenzymen, ein Überangebot an Eiweiß, Fett oder Kohlehydraten- zumeist noch denaturiert – führen im Darm zu Fäulnis oder Gärung. Es ist keine feine Nase erforderlich, um zu erkennen, ob im Darm eine Giftküche brodelt. Das erste Ziel beim Fasten ist die Entlastung über den Darm. Während dieser Zeit ist es empfehlenswert, lebendige Heilerde einzunehmen. Heilerde ist in der Lage, Gift zu binden, gleichzeitig verändert sie durch ihren Bakteriengehalt die Bakterienflora zum Positiven hin.

Bei Schlechtkostessern entsteht zu Fastenbeginn ein relativ schneller Gewichtsverlust, der aber unproblematisch verläuft, da lediglich das vorhandene Schwemmgewebe sein Wasser verliert. Ein kranker Körper lagert Wasser ein.

Wird später Fettgewebe abgebaut, was wesentlich langsamer geschieht als die eben erwähnte Wasserabgabe, dann zeigt sich eine neue Situation. Werden Gifte im Körper nicht schnell genug zur

Ausleitung gebracht, dient das Fettgewebe als Puffer. Das heißt, bei chronischer Belastung wird das Fettgewebe zum Giftdepot. Aber auch die Knochen und andere Gewebe sind davon betroffen. Reduziert sich das Fettgewebe zu schnell, werden auf einmal große Giftmengen frei, die den Kranken zusätzlich belasten. Das kann bei einer schweren Erkrankung sogar zu ernsten Komplikationen führen. Deswegen müssen Schwerkranke, statt eine Nulldiät zu halten, mit selbst gepreßten Säften fasten, damit sich das Fettgewebe langsam reduziert, der Darm aber entlastet wird.

Behält der Stuhl seinen widerlichen Geruch, so können tiefe Einläufe hilfreich sein. Tiefe Einläufe sind nur möglich, wenn die Wassertemperatur unterhalb der Körpertemperatur liegt. Hat der Einlauf eine höhere Temperatur, verengt sich der Darm.

Der Einlauf kann auch mit 2 Eßlöffeln Rizinusöl angereichert werden, um einen besseren Reinigungseffekt zu erzielen. Die Spülungen dürfen nicht zur Gewohnheit werden, da der Körper sich schnell an die Maßnahme gewöhnt, was eine Verstopfung zur Folge hat.

Während des Fastens muß viel getrunken werden, damit die vermehrt auftretenden Harnbestandteile zur Ausscheidung kommen. Jeder, der fastet, sollte gelegentlich in ein Glas urinieren und es im Licht betrachten. Der widerliche Geruch und das trübe Aussehen geben Kunde davon, wie es mit dem Innersten steht. Ist der Körper entschlackt, wird der Urin klar und fast geruchlos.

Der Wunsch zum Fasten entsteht nicht selten bei Frauen, die zwischenmenschliche Abstriche hinnehmen müssen. Wer häufig den Wunsch zum Fasten verspürt, sollte sich hier ernsthafte Fragen stellen.

Hinter dem ständigen Einhalten von Diäten, oft begleitet mit der Tendenz zum Übergewicht, kann sich auch eine Sucht verbergen. Wer gesundes Essen zu sich nimmt, braucht keine Diät.

Krankes Fett- und Bindegewebe lagert Wasser ein, was zu einem schwammigen Aussehen führt. Wer sich zB. überwiegend aus der Mikrowelle und der Dose ernährt, den erkennt man an seinem typisch aufgeschwemmten Gesicht.

Wer soll fasten?

Fasten ist hilfreich für alle, die ihre Gesundheit und Vitalität zurückerhalten wollen. Wer gesund ist und ein gesundes Leben führt, braucht nicht zu fasten.

Einige Erkrankungen bedürfen einer besonderen Berücksichtigung, weshalb sie hier im einzelnen aufgeführt sein sollen:

- **Allergien**, **Neurodermitis** und andere **Hauterkrankungen** erfordern ein zweimaliges Fasten im Jahr. Zu Beginn der Umstellung sollten keine Zitrusfrüchte gegessen werden.
- Sind die **Beckenorgane der Frau** betroffen, so darf die Becken-Gymnastik nicht vergessen werden.
- **Depressive** sollten gleichzeitig Spaziergänge in einer offenen unberührten Natur unternehmen.
- Bei **Diabetes mellitus** muß am Anfang mit einem verstärkten Hungergefühl gerechnet werden.
- Auf alle **Entzündungen** sollte unbedingt mit Fasten geantwortet werden.
- Bei **Kopfschmerz und Migräne** muß nach dem Fasten darauf geachtet werden, welche Lebensmittel die Beschwerden auslösen können.
- An **Leber- und Bauchspeicheldrüsenerkrankungen** Leidende müssen mit unangenehmen Begleiterscheinungen rechnen, die auszuhalten sind.
- Wer **Magenbeschwerden** hat, bei dem führt das Fasten nicht selten zu Anfangsschmerzen, die am besten mit Heilerde behandelt werden. Bei wiederholter Übelkeit und Erbrechen ist die Fastenkur zu beenden.
- Schwer **Übergewichtige** sollten in Etappen fasten, damit der Körper durch das freiwerdende Gift nicht überlastet wird. Wer danach wieder Schlechtkost ißt, darf sich nicht wundern, wenn er mehr Pfunde als zuvor bekommt.
- Bei **Malaria und Dengue-Fieber** unbedingt das Essen einstellen und schwitzen. Für eine medizinische Behandlung immer ein tropenmedizinisches Krankenhaus aufsuchen und nicht zum Hausarzt gehen.

- **Nieren, Blasen und Gallensteine** haben ihre Ursache mit im Darm, weshalb täglich Heilerde eingenommen werden soll. Eine gesunde Kost ist obligatorisch.
- **Ohrensausen** kann nur beseitigt werden, wenn der Schaden noch nicht zu lange besteht.
- **Osteoporose** erfordert Bewegung und Sonnenbäder. Es sollen am Anfang keine Zitrusfrüchte gegessen werden. Ausreichend Grünkost ist obligatorisch.
- Bei **Rheuma** besteht die Möglichkeit einer Erstverschlimmerung.
- **Stuhlgangschwierigkeiten** werden nur bei ausreichender Bewegung gebessert. **Darmentzündungen** heilen auf Dauer nur aus, wenn anschließend Gesundkost gegessen wird.
- Vier Wochen **vor einer Operation** sollte eine Woche gefastet werden, um den Körper zu entlasten. Fünf Tage vor der Operation sollte mit Säften gefastet werden. Die Körperkräfte müssen dabei erhalten bleiben.
- **Parodontose** erfordert Geduld und konsequente Gesundkost, mit einem hohen Gemüse- und Wildkräuteranteil. Der überwiegende Verzehr von Obst scheint die Parodontose zu fördern. Wer diesbezüglich Erfahrungen hat, soll sich doch bitte melden. Eventuell kann auch das Reinigen der Zahnzwischenräume von nutzen sein.
- Auch bei **Schnarchen** ist Fasten wirksam.
- **Zellulitis und Venenprobleme** erfordern anschließende Gesundkost, kombiniert mit gerbstoffhaltigen Pflanzen und ausreichender Bewegung.
- Bei **Impotenz und Frigidität** soll der Versuch nicht unterlassen werden.
- **Krebskranke** müssen nach dem Fasten konsequent nach der Urtherapie leben. Kompromisse sind nicht möglich. Es reicht aber nicht aus, nur ein angeblich gesundes Essen zu sich zu nehmen. Nach dem Essen muß Zufriedenheit und Wohlbefinden entstehen, ansonsten ist die Zusammenstellung den individuellen Bedürfnissen nicht richtig angepaßt. Gerade bei Krebs ist es sehr wichtig, nach den eigenen Wünschen und Vorstellungen

zu leben. Krebskranke, die sich nur an Vorgaben orientieren oder sich von eingeredeten Ängsten korrumpieren lassen, haben eine kurze Überlebenszeit, so eine wissenschaftliche Studie. Folgen Sie endlich ihren Wünschen und Bedürfnissen, denn das ist die letzte Chance, die der Krebskranke hat und für seine Gesundung nutzen soll.

Einschränkungen beim Fasten?

- **Herzkranke** sollten das Fasten abbrechen, wenn Herzbeschwerden und Pulsunregelmäßigkeiten auftreten.
- **Hormonbehandelte** (Kortison, Östrogen, Insulin usw.) sollten zuvor diese Medikamente langsam absetzen. Die Kur spricht bei Hormonbehandelten wesentlich schlechter an. Bei Insulinabhängigen bedarf es besonderer Vorsicht.
- Bei **Schilddrüsenüberfunktion** nicht länger als acht Tage fasten.
- **Übergewichtige Nierenkranke und Dialysepatienten** sollen nicht fasten.
- **Untergewichtige und Ausgezehrte** sollten maximal drei Tage fasten.
- **Nervenkranke** (Multiple Sklerose, Parkinson usw.) sollten das Fasten auf jeden Fall einstellen, wenn sich ihre Situation dadurch verschlechtert. Insgesamt wird das Fasten bei Nervenstörungen nur wenig vertragen.
- **Krebs der Leber oder der Bauchspeicheldrüse**: hier sollte maximal drei Tage gefastet werden.
- **Schwangere** sollen nicht fasten wegen der Vergiftungsgefahr für das Kind.
- **Kinder** sollen nicht fasten. Sollte es doch einmal als notwendig erscheinen (Neurodermitis, Asthma, Krebs usw.), dann nicht mehr an Tagen, als das Kind an Jahren zählt.

Wer sich in der oberen Liste wiederfindet und dennoch fasten möchte, sollte es mit Saftfasten versuchen. Damit entlasten wir den Darm, ohne dem Körper die notwendige Energie zu entziehen.

Nicht abgebrochen werden muß das Fasten, wenn flaue Gefühle,

Reizbarkeit oder Müdigkeit auftreten oder wenn schon vorhandene Pusteln aufblühen.

Bei den **progredient verlaufenden Krankheitsbildern, die das Leben bedrohen oder schwere Behinderungen zur Folge haben, wie zB. Leukoencephalitis, Chorea Huntington, Leukämie, Karzinome, Makula-Degeneration, Impfschäden (nicht selten nach einer Keuchhusten-Impfung) usw.**, ist es zwingend, sobald der Verdacht darauf besteht, eine Darmsanierung durchzuführen, damit die Belastung über den Darm beseitigt wird. Die schlechten Darmverhältnisse sind ein nicht zu unterschätzender Faktor, was den Verlauf einer Erkrankung betrifft.

Vorgehen beim Fasten

Vorfasten:

Drei Tage lang wird der Körper auf das Fasten vorbereitet. Das verhindert einen plötzlichen Anstieg von frei werdenden Giften.

– Jeden Morgen einen Teelöffel Heilerde nüchtern einnehmen.
– Eine Stunde später wird etwas Obst gegessen.
– Eine weitere Stunde später wieder einen Teelöffel Heilerde einnehmen.
– Mittags wird ungeschroteter Bioleinsamen oder Breitwegerichsamen (im Reformhaus als Flohsamen bekannt) gegessen und dabei ausgiebig gekaut.
– Eine Stunde später etwas Obst essen.
– Eine weitere Stunde später wieder Heilerde einnehmen.
– Ungefähr ab 17 Uhr wird wieder etwas Obst gegessen.
– Eine Stunde später Lein- oder Breitwegerichsamen und
– nach einer weiteren Stunde Heilerde und später ein paar eingeweichte Feigen oder Pflaumen zu sich nehmen.

Hauptfasten:
Während des Hauptfastens wird morgens, mittags und abends ein gehäufter Teelöffel Heilerde eingenommen und viel getrunken. Wenn es das Körpergewicht und der Gesundheitszustand erlauben, kann bis zu drei Wochen gefastet werden. Verschlimmert sich der Krankheitszustand, wird ein Tag mit frisch gepreßten Gemüse-, Kräuter- und Fruchtsäften eingelegt. Wer entmineralisiertes Wasser verwendet, darf das nur schluckweise über den Tag verteilt trinken und das nicht bei körperlicher Anstrengung. Entmineralisiertes Wasser kann zu bedrohlichen Elektrolyt-Verschiebungen im Körper führen. Zur Giftausleitung sind mehrere kleine Mengen generell besser als große. Große Wassermengen auf einmal getrunken spülen die Harnwege.

Nimmt das Fasten den Körper zu sehr in Anspruch, soll man die Fastenkur nach einer Woche beenden.

Nachfasten:
- Nach dem Fasten wird am ersten Tag morgens, mittags und abends jeweils eine größere Frucht gegessen.
- Die nächsten beiden Tage gleichen den Tagen des Vorfastens.
- Danach soll man auf eine naturbelassene Kost umsteigen - mit frischem Gemüse, Obst und selbstverständlich den wertvollen Wildkräutern.

Das Trinken

Die Niere ist ein besonders wichtiges Ausscheidungsorgan, wenn es darum geht, Stoffwechsel-Endprodukte aus dem Blut zu entfernen. Diese harnpflichtigen Stoffe werden aber nur in Verbindung mit Wasser zur Ausscheidung gebracht. Aus diesem Sachverhalt heraus wird die Empfehlung ausgesprochen, die Trinkmenge so hoch als möglich zu halten. Achten wir allerdings auf unsere Körpersignale, so sperrt sich der Körper vor allzu reichlichem Trinken, wenn als Getränk nur Wasser zur Verfügung steht. Daraus ist abzuleiten, daß reines Wasser nicht mit Tee, Kaffee, Limonade, Bier und anderen Getränken verglichen werden kann. Mit geschmacklichen Zusätzen im Wasser wird die natürliche Hemmschwelle gegen allzu reichliches Trinken umgangen, wodurch größere Mengen auf einmal getrunken werden können. Ähnlichen Verhältnissen begegnen wir, wenn wir das Essen würzen. Auch dann wird mehr gegessen, als der Körper benötigt. Ein Großteil der Schlechtkost wäre nach meinem Dafürhalten sogar ungenießbar, befänden sich keine Geschmacksstoffe im Essen wie Zucker, Salz, Pfeffer, Kunstaromen usw.

Was ist aber von der allgemeinen Empfehlung zu halten, so viel wie möglich zu trinken?

Seit Jahren untersuche ich als Heilpraktiker den Urin meiner Patienten, unter anderem auf sein spezifisches Gewicht. Dabei ist mir aufgefallen, daß mit zunehmendem Alter der Menschen das spezifische Gewicht des Urins rückläufig ist. Daraus ist zu schließen: mit zunehmendem Alter verliert die Niere die Fähigkeit, harnpflichtige Bestandteile aus dem Blut zu entfernen. Probleme bei der Ausscheidung von Wasser sind seltene Ausnahmen.

Daraufhin habe ich mir die Frage gestellt, inwieweit ein großes Wasserangebot die harnpflichtigen Bestandteile im Urin beeinflußt. Dem bin ich mit einem Selbstversuch nachgegangen, der Überraschendes ergab: je mehr Wasser ich getrunken habe, desto geringer wurde das spezifische Gewicht des Urins, womit ich gerechnet hatte. Wird jetzt das spezifische Gewicht der gesamten Urinmenge von 24 Stunden auf einen Liter berechnet, so erreichte ich bei einer Urinmenge von 2 Litern einen Wert von 1020 und bei einer Ausscheidung von 4 Liter Urin einen Wert von 1013. Das heißt, durch das vermehrte Trinken wurden 1/3 weniger Bestandteile zur Ausscheidung gebracht. Wasser hat ein spezifisches Gewicht von 1000. Das bedeutet weiter: bei einem Überangebot von Flüssigkeit ist die Niere überwiegend damit beschäftigt, das überschüssige Wasser wieder los zu werden, wobei das Ausscheiden harnpflichtiger Stoffe zurückstellt wird. Die Erkenntnis ist neu - allgemein besteht eine gegenteilige Meinung darüber.

Jetzt läßt sich erklären, warum gerade manche kranke und insbesondere alte Menschen eine solche Abneigung gegen das Trinken entwickeln, wo doch angeblich das Trinken für sie so wichtig sein soll.[40]

Anhand dieses Sachverhalts kann jeder erkennen, wie wichtig es ist, als Durstlöscher das natürliche Element Wasser zu wählen. Dem Menschen ist das Wasser zum Trinken gegeben, und nur mit Wasser ist ein natürliches Trinkverhalten möglich. Beim Trinken von Wasser werden über den Tag verteilt immer nur kleine Mengen getrunken, weil große Mengen Widerwillen erzeugen. Mit diesem natürlichen Trinkverhalten wird die Niere nicht mit Wasser überschwemmt und behält die Fähigkeit zur Konzentration. Aus therapeutischem Gründen, zB. bei einer Reizblase, Harnwegsinfekten oder beim Fasten, können durchaus einmal andere Empfehlungen gelten.

Wer nur noch einen dünnen Urin zur Ausscheidung bringt, sollte über den Tag verteilt 1–1,5 Liter Wasser trinken und einmal die Woche einen Dursttag einlegen, damit die Niere wieder lernt zu konzentrieren. Das Durstgefühl, das an den trinkfreien Tagen entsteht, lehrt den Menschen in diesen Bereich hinein zu hören, damit sich wieder ein natürliches Trinkverhalten entwickelt. Anstelle von Durst entwickeln manche Menschen ein Hungergefühl. Wer ständig unter Hunger leidet, sollte es deshalb einmal mit einem Glas Wasser versuchen. Wer seinen Körpersignalen Beachtung schenkt, trinkt natürlich nur dann, wenn ein Durstgefühl dazu auffordert. Der Bedarf an Wasser ist von schwankenden Faktoren abhängig und fällt deshalb recht unterschiedlich aus.

Ist das Durstempfinden reduziert, kommt es im Körper zu einem Defizit an Wasser. Typische Zeichen eines Wassermangels sind Kopfschmerzen, häufiges Wasserlassen[41], Nachtschweiß, Reizblase, Harnwegsinfekte, dumpfe Schmerzen im Bereich der Niere und des Beckens, Wadenkrämpfe, Stuhlverstopfung, trockener Husten, Faltenbildung der Haut und erhöhte Temperatur. Die Aufzählung der

Symptome entspricht ungefähr ihrer Folge, wenn längere Zeit zu wenig getrunken wurde. Die Reihenfolge und die einzelnen Symptome sind allerdings nicht zwingend.

Wer gesund lebt im Sinne der Urtherapie, bei dem schwankt das spezifische Gewicht des Urins im Laufe von 24 Stunden zwischen 1005 und 1020. Bei einem „gesunden" Schlechtkostesser schwankt der Urin je nach Trinkmenge zwischen 1000 und 1035. Die geringere Dichte des Urins gegenüber dem Schlechtkostesser resultiert aus der geringeren Belastung, die eine Gesundkost mit sich bringt. Die Konzentrationsfähigkeit bleibt beim Gesundesser auch an Dursttagen voll erhalten. Ein weiterer interessanter Unterschied zwischen Schlecht- und Gesundkostessern ist in einem Farbspiel zu ersehen, das wir mit dem Urin anstellen können: Geben wir zB. 90-prozentige Schwefelsäure dem Urin bei und kochen ihn kurz auf, bekommt der Urin bei einem Gesunden eine schöne braune Farbe, bei einem kranken Menschen färbt sich der Urin in der Regel entweder schwarz, lila oder nur blaß braun. Dieser Farbumschlag wird bei einem Schlechtkostesser erst ab einem spezifischen Gewicht von 1015 sichtbar. Ein Gesundköstler hat diesen Farbumschlag bereits bei einem Gewicht von 1003. Auch andere Beimischungen, die einen solchen Farbumschlag im Urin bewirken, sprechen bei Gesundköstlern wesentlich früher an. Mit diesem Test ist es für mich immer leicht festzustellen, ob die Kranken schummeln, oder sich tatsächlich gesund ernähren.

Die meisten alten Menschen erreichen nur noch Werte von maximal 1010, selbst wenn die Trinkmenge gering gehalten wird. Das ist auch der Grund, weshalb bei einer solchen Diagnose die Kranken nur in Ausnahmefällen medikamentös behandelt werden sollten[42]. Verlangen die Umstände dennoch eine medikamentöse Therapie, muß regelmäßig eine Blut- und Urinkontrolle durchgeführt werden, um die offensichtlichen Arzneimittelschäden rechtzeitig aufzudecken.

Wer morgens in ein Glas uriniert, kann in sehr einfacher Weise seinen Gesundheitszustand überprüfen. Der Urin von einem gesunden Menschen ist klar und hat eine leichte Färbung. Selbst wenn der Urin bei Zimmertemperatur 24 Stunden steht, entwickelt sich noch immer kein unangenehmer Geruch, noch kommt es zu einer Ausfällung, was dann als Wolke oder Sediment sichtbar wäre.

Die Bewegung

Der Bewegungsapparat des Menschen ist für eine Vielzahl von Bewegungsabläufen ausgelegt. Die zunehmende Industrialisierung hat jedoch dazu geführt, daß bestimmte Bewegungsabläufe nur noch kaum oder überhaupt nicht mehr ausgeführt werden. Die monotonen Bewegungen und die überwiegend sitzende Lebensweise führen zu einer unausgeglichenen Muskelmasse und zur Versteifung der Gelenke, da diese nicht mehr im vollen Umfang betätigt werden.

Haltungsschäden sind das erste Zeichen einer Degeneration am Bewegungsapparat. Würden wir noch in der freien Natur leben, so müßten wir uns bücken, kriechen, klettern usw., wodurch diese Haltungsschäden verhindert würden. 1935 gab Prof. Dr. med. L. R. Grote das Buch „Behandlung der Erkrankungen der Nieren und Harnwege“ heraus, in dem nachzulesen ist, wie Haltungsschäden sogar unmittelbar die Nierenfunktion beeinflussen. Als wirksames Instrument gegen diese Erkrankungen wird eine schutzstoffreiche (vitalstoffreiche) Ernährung empfohlen und dem Klettern eine besonders wichtige Stellung eingeräumt. Durch das Klettern werden alle Muskeln gekräftigt und beim Hängen gleichmäßig ausgerichtet. Das Hängen bewirkt eine zusätzliche Entlastung der Bandscheiben, wodurch in diese wieder frische Körpersäfte einfließen können. Das ist hier besonders wichtig, weil die Bandscheibe selbst keine Blutgefäße besitzt.

Das Anspannen der Muskulatur bewirkt ein Auspressen verbrauchter Körpersäfte. Nach der Entspannung fließt wieder frisches Blut ein, und der Muskel wird mit neuen Säften versorgt. Deshalb empfiehlt es sich sehr dafür zu sorgen, daß die Muskeln mehrmals am Tag angespannt werden. Wir müssen das Gewebe betrachten wie zB. einen Schwamm, den wir ausdrücken, um Schmutzstoffe zu beseitigen. Das Gewebe drücken wir aus, indem wir uns bewegen. Dabei dürfen wir auch die Gesichtsmuskulatur nicht vergessen. Hier empfehle ich Temperament und Charakter, denn ein großes Repertoire an Mimik und ein freies Lachen sind die beste Gymnastik für das Gesicht. Das Strecken der Glieder nach einer längeren Ruhephase sollte ebenfalls nicht vernachlässigt werden, wir alle kennen doch das angenehme Gefühl, das dabei entsteht.

Mit regelmäßiger körperlicher Aktivität läßt sich sogar die gefürchtete Altersdemenz um die Hälfte reduzieren, wie Studien jetzt eindeutig belegt haben.

Ausdauertraining ist notwendig, damit sich neue Gefäße bilden. Auch diese bilden sich zurück, wenn längere Zeit kein erhöhter Blutfluß vonnöten war, was dann für das Herz katastrophale Folgen hat, wenn sich zB. ein Infarkt einstellt.

Der Dauerlauf ruft eine Sauerstoffunterversorgung hervor, denn während des Laufens kann nicht richtig durchgeatmet werden. Deshalb ist es überhaupt nicht gesund, bis zur Erschöpfung zu laufen. Nach dem Laufen ist es besser, noch eine Weile an der frischen Luft zu bleiben und sich nicht gleich in die Stube zu hocken. Die Raumluft ist gewöhnlich zu staub- und schadstoffbelastet.

Wer sich sportlich betätigt, um an bestimmten Stellen Fettpolster abzubauen, den muß ich enttäuschen. Durch gezielte Bewegungen können Sie einzelne Muskeln stärken, aber das Fett, das sich darüber befindet, wird dadurch nicht beeinflußt. Anstrengende Bewegungen führen zwar zu einem erhöhten Fettverbrauch, allerdings wirkt der sich immer auf die gesamte Fettmasse aus. Fettansatz hat seine Ursache in der Vitalstoff-Mangelernährung und kann nur durch eine vitalstoffreiche Kost beseitigt werden.

Wichtige Übungen für jeden Tag

Alle folgenden Übungen sind es wert, geübt zu werden, sobald sie Ihnen bei der Ausführung schwerfallen.

Mit dem Bauch auf den Boden legen, Arme und Beine der Länge nach ausstrecken und entgegengesetzt, also diagonal, Arm und Bein in gestrecktem Zustand gleichzeitig anheben.
(kräftigt die Rückenmuskulatur)

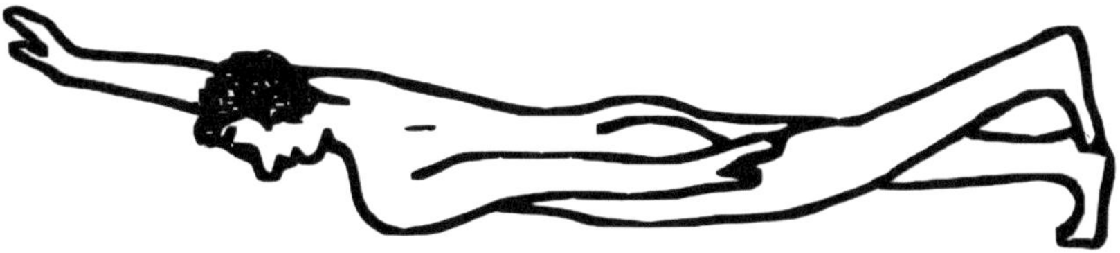

Auf den Rücken legen, Arme seitlich ausstrecken, Beine überkreuzen, anziehen und durch Beckendrehung versuchen, mit dem rechten Knie links auf den Boden zu gelangen und umgekehrt.
(bringt Bewegung in das Becken und richtet die Lendenwirbelsäule)

Die rechte Hand über die Schulter und die linke Hand hinter den Rücken legen, so daß sich die Fingerspitzen berühren.
(hält die Schultergelenke und das Schulterblatt mobil)

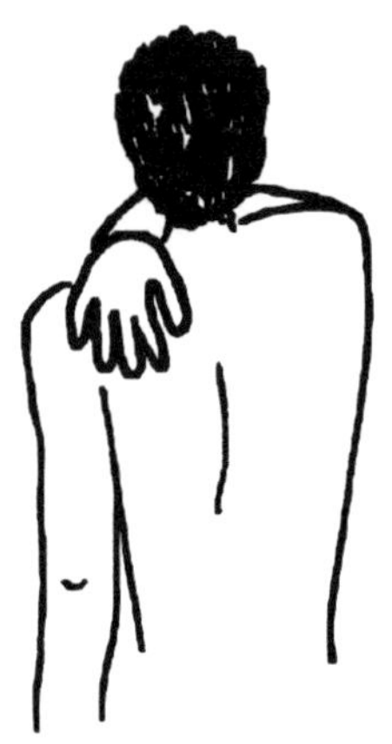

Aufrecht stehen und mit der Hand von vorne hinter dem Kopf das gegenüberliegende Schulterblatt berühren.
(richtet die Halswirbelsäule, wenn sie seitwärts verschoben ist und zieht die Halswirbel nach hinten, wenn sie nach vorne verschoben sind.)

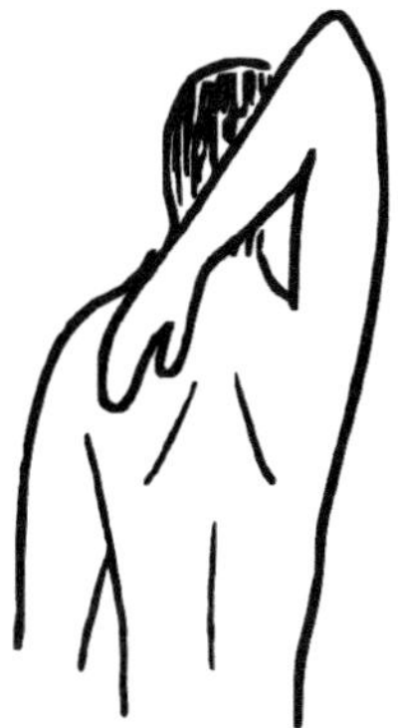

Mit der Hand hinter dem Rücken die Spitze des gegenüber liegenden Schulterblatts berühren.
(verschiebt die oberen Halswirbel wieder nach vorne, wenn sie sich nach hinten verlagert haben)

Mit dem rechten Daumen unter das linke Schulterblatt und gleichzeitig mit dem linken Daumen unter das rechte Schulterblatt fassen. Dabei das Kinn bei aufrechter Kopfhaltung anziehen.
(löst Versteifung im Schulterblattbereich und richtet die Hals und Brustwirbel, wenn sie nach vorne verschoben sind)

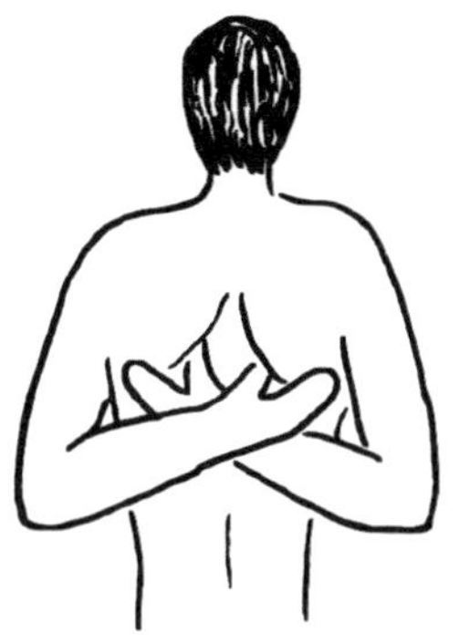

Sich auf einen Fuß hinstellen, den Körper nach vorne beugen, Arme nach der Seite ausstrecken und das freie Bein nach hinten strecken. Dabei einmal nach links und rechts schauen. (so erhalten wir den Gleichgewichtsinn)

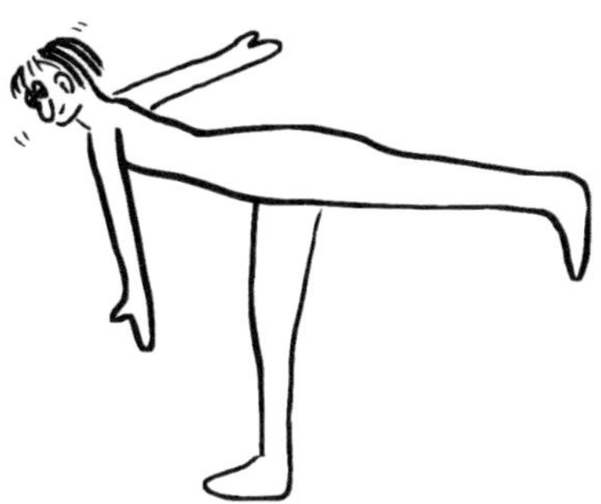

Sich an eine Wand oder unter einen Baum stellen, einen Punkt außerhalb der normalen Reichweite über dem Kopf festlegen und versuchen, ihn mit den Fingerspitzen zu erreichen. Ruhig dabei auch auf die Zehen stellen. (dehnt die Zwischenrippenmuskulatur)

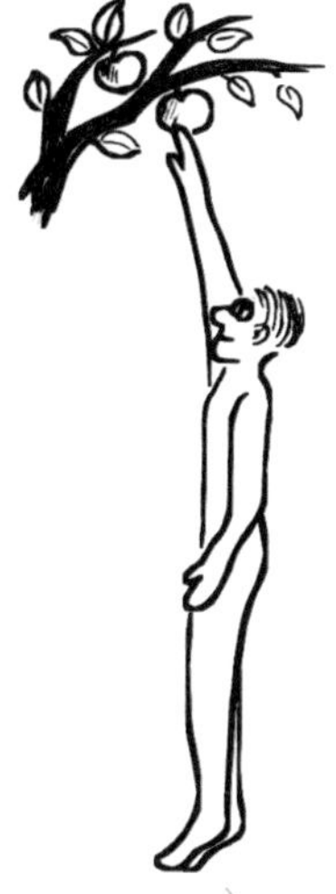

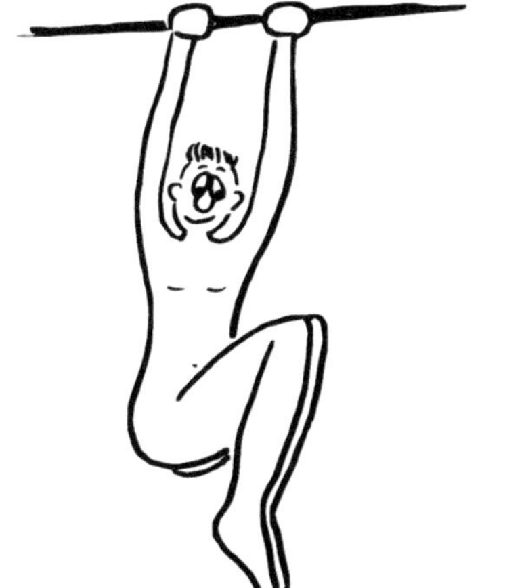

Einmal kurz an eine Stange hängen und versuchen, die Knie nach oben zu ziehen. (dient zur Entlastung der Wirbelsäule, wobei alle Muskeln gleichmäßig ausgerichtet werden)

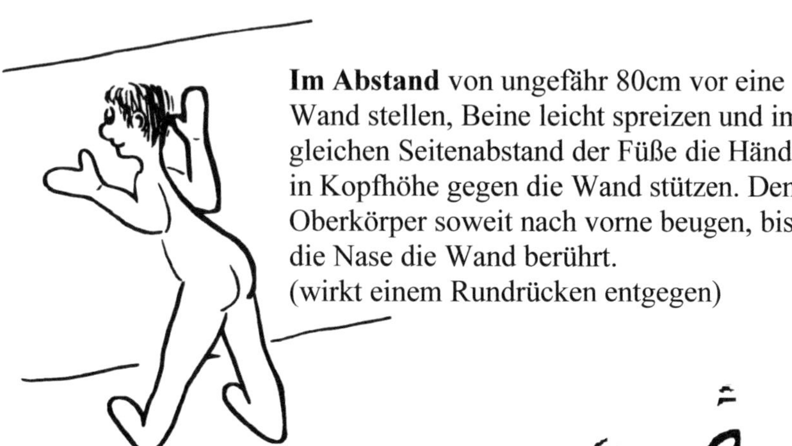

Im Abstand von ungefähr 80cm vor eine Wand stellen, Beine leicht spreizen und im gleichen Seitenabstand der Füße die Hände in Kopfhöhe gegen die Wand stützen. Den Oberkörper soweit nach vorne beugen, bis die Nase die Wand berührt. (wirkt einem Rundrücken entgegen)

Auf den Rücken legen, Beine anziehen und die Knie leicht nach außen beugen. Dann Strampeln wie ein Baby. Nicht radfahren! Strampeln ist anstrengender. (lockert und korrigiert das Gelenk zwischen Kreuzbein und Darmbein - Iliosakralgelenke)

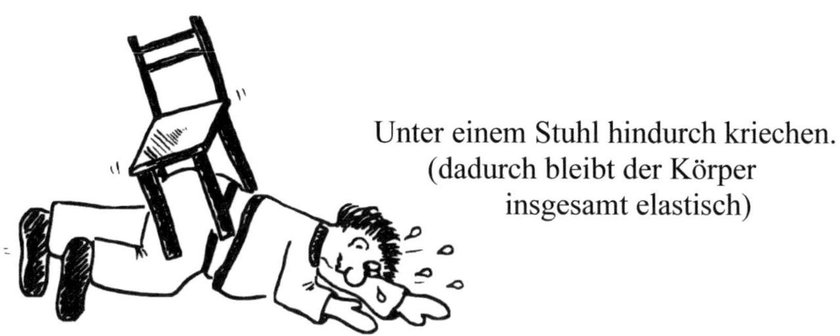

Unter einem Stuhl hindurch kriechen. (dadurch bleibt der Körper insgesamt elastisch)

Diese Übungen müssen nicht hintereinander erfolgen, sondern sollen in die tägliche Arbeit mit eingebunden werden. Das ist vorteilhafter, weil ein festes Programm in der Regel schnell wieder aufgegeben wird. Wer bei der Ausführung der Übungen Schwierigkeiten hat, weist damit Degenerationserscheinungen im Band- und Muskelapparat auf. Eine Notwendigkeit, mit den Übungen sofort zu beginnen!

Ungeübte sollten besser vorsichtig mit den Bewegungen anfangen und sie langsam ausführen, weil es bei ihnen leicht zu Zerrungen kommen kann.

Entsteht bei einer bestimmten Position ein Schmerz, dann nicht in den Schmerz hineingehen! Die Bewegung wird lediglich bis an die Schmerzgrenze ausgeführt und 30 Sekunden gehalten. Der Schmerz läßt bereits nach wenigen Sekunden nach. Wird der Schmerz schlimmer, gehen wir aus der Haltung heraus. Entweder wird dann durch die Übung ein Nerv komprimiert, was auf Dauer unangenehme Folgen hat, oder sie unterstützt eine Fehlstellung im Bewegungsapparat. Läßt der Schmerz nach kurzer Zeit nach, liegt die Ursache in einer verspannten Muskulatur oder in verkürzten Bändern, weshalb eine Notwendigkeit besteht, diese Übungen regelmäßig durchzuführen. Die Übungen sorgen dafür, daß der Körper mobil gehalten wird. Aber sie ersetzen nicht die Bewegung an frischer Luft, was genau so wichtig ist wie eine gesunde Ernährung.

"Gesundheit ist machbar!" oder Die Zwanghaftigkeit zur Korrektur

So oder so ähnlich steht es in Zeitschriften, Werbebroschüren und auf Buchdeckeln. Diese Vorstellung hat sich bereits in unseren Köpfen fest etabliert. Wenn Gesundheit erst dann entstehen soll, wenn ich oder andere daran aktiv beteiligt sind, wird das Leben zu einer Gratwanderung zwischen Gesundheit und Krankheit. Dadurch begibt man sich auf einen schmalen Pfad und Gesundheit wird zu einem Gut, das es dann unentwegt zu verteidigen gilt. Auf diesem Weg geht nicht nur der Sinn von Krankheit verloren, sondern jegliches Auftreten einer Krankheitserscheinung kann dann folgerichtig nur noch als persönliche Niederlage erlebt werden.

Allen Bemühungen zum Trotz, der Krankheit den Hals umdrehen zu wollen durch Impfkampagnen, Vorsorgeuntersuchungen,

Vitamintabletten, vorgeburtliche Kinderselektion[45] usw., scheint der Kampf vergeblicher denn je. Glaubt man der Krankheit einen Kopf abgeschlagen zu haben, wachsen der Hydra gleich zwei neue wieder nach.

Wer Krankheit mit therapeutischen Mitteln auszurotten versucht, bleibt blind für das, was Krankheit bedeuten kann. Formaldehyd in Wohnräumen, Pestizide im Trinkwasser, Konservierungsstoffe in der Nahrung, Abgase in der Atemluft usw., allesamt Faktoren, die dazu beitragen - keiner wird es bezweifeln, Bedingungen zu schaffen, denen wir in Gestalt der Namen Neurodermitis, Herzinsuffizienz, Krebs, Rheuma usw. wiederbegegnen. Kann sich ein Sinn daraus ergeben, solche Krankheitsbilder bis auf ihre genetischen Einzelheiten hin untersuchen zu wollen? Glauben wir etwa, der Ursache entgehen zu können, indem wir in die feinsten Stoffwechselvorgänge eingreifen oder den Körper mit betäubenden Mitteln stumm zu schalten versuchen?

Befindlichkeitsstörungen gehören zum Bestand des menschlichen Lebens. Ihr Auftreten gibt ein wichtiges Indiz für Einflüsse, die dem Menschen schaden. Wer meint, körperliches Leid durch künstliche Maßnahmen beseitigen zu müssen, gleicht dem, der sich damit zufrieden gibt, daß bei Gefahr die Alarmglocken nur ja nicht läuten. Sicher kann das ständige Läuten die Hilfsaktion stören, aber die Warnsignale abzuschalten wäre erst dann erlaubt, wenn jeder begriffen hat, um was es gerade geht.

Natürlich müssen manchmal auch Symptome beseitigt werden[46]. Ein unterdrücktes Symptom wird aber immer wieder hervortreten, wenn auch verändert an anderer Stelle. Wichtig in der Heilung ist immer, daß die gestörte Ordnung wieder hergestellt wird.

Der eigentliche Sinn und Zweck des Leidens ist die Vermeidung der auslösenden Situation, damit Spätschäden wie Herzinfarkt, Schlaganfall, Lungenemphysem, Leberzirrhose, Arthrose, vom Krebs zerfressene Organe usw. erst gar nicht entstehen. Alle genannten Spätschäden kommen nicht über Nacht. Aber wer denkt schon daran, daß vielleicht das häufige Sodbrennen gerade die Warnung vor dem zukünftigen Herzinfarkt gewesen war; schon gar nicht, wenn mit den roten Pillen die Symptome schnell zu beseitigen waren, anstatt der Ursache auf den Grund zu gehen.

Um manchem Kranken gegenüber nicht ungerecht zu werden, muß auch darauf hingewiesen werden, daß Lebenszwänge und die staatliche Legitimation gesundheitsgefährdender Stoffe unsere Gesundheit nicht weniger bedrohen. Denken wir nur an die schadstofferzeugende Industrie, den Autoverkehr, die Biotechnologie, das Vergiften der Nahrung durch die Landwirtschaft und die weiterverarbeitende Lebensmittelindustrie, den widernatürlichen Arbeitsplatz und die unmenschliche Arbeitszeitgestaltung im Schichtbetrieb, um nur einige gravierende Faktoren zu nennen, die uns aufgezwungen werden.

Mitschuld an der sinkenden Volksgesundheit trägt auch die etablierte Medizin. Sie hat den Kranken dazu gebracht, sein Leiden mit der Brille eines Biochemikers oder Pathologen zu betrachten und ihn dazu verführt, aus seiner Eigenverantwortlichkeit auszutreten. Denn wenn ein Mangel an X- oder Y-Molekülen, ein fehlerhaftes Gen oder eine verkalkte Ader die Ursachen einer Erkrankung sein sollen, wo bleibt da noch Freiraum zum eigenen Handeln? So hat also die Medizin des 20. Jahrhunderts einen Patienten herangezogen, der eher noch die fragwürdigsten Behandlungen über sich ergehen läßt, als daß er an der eigenen Bemühung gesunden will. Der Kranke glaubt sogar ein einklagbares Recht darauf zu haben (was man ihm angesichts seiner Zwangsabgaben an die Krankenkassen auch nicht verdenken kann), daß ihm das Krankheitszeichen abgenommen wird, selbst wenn der Preis dafür heißen kann, mit seiner Gesundheit zu zahlen. Dabei denke ich gerade an die schrecklichen Zytostatika, bei denen sogar das Krankenhauspersonal in Panik gerät, wenn auch nur ein Tropfen des "heilsamen" Elixiers auf ihre ungeschützten Hände fällt.

Gesundheit als "Freisein von Krankheit" zu verstehen, entspricht auch dem Denken der "Gesundheitsapostel". Ihre Gesundheit wird nicht als Gabe empfangen, sondern als etwas, das man sich ständig aneignen und mehren muß. So reduzieren sie all ihr Tun auf Vorbeugemaßnahmen. Statt der eigenen Wahrnehmung zu vertrauen, trinken sie Gesundheitstees, schlucken Nahrungsergänzungsmittel, bürsten die Zunge, kauen Wildkräuter und schinden den Heimtrainer. Wenn Gesundheit zum Lebenszweck erhoben wird und das nicht selten mit sektiererischem Eifer, dann liegt der Verdacht einer Lebensangst recht nahe.

Umgekehrt gibt es auch genügend Zeitgenossen, welche eifersüchtig und neidisch auf jeden schauen, der als gesund und glücklich erscheint, und produzieren eine Weltanschauung, die den eigenen widernatürlichen Zustand als den natürlichen hinstellt. So tröstet man sich mit Sprüchen, wie: „Jeder muß mal sterben". Trotzdem wird jedes Medikament geschluckt, das vom selbst verursachten Übel befreien soll. Bei all den Gesundheitsvergehen, die sie tun, stellen sie dann doch noch den Anspruch, gesund bleiben zu wollen.

Bedauernswert sind Menschen, die unter ständigem Unwohlsein leiden. Wenn ich mir die Essenszubereitungen betrachte, die mit Schlechtkostzutaten hergestellt werden und dann davon esse, verdreht es mir den Magen und mir wird übel. Die meisten Menschen sind sich überhaupt nicht bewußt darüber, welchen Müll sie täglich in sich hineinschaufeln und wundern sich dann aber über ihr ständiges Unwohlsein.

Immer wieder will man von mir wissen, wo es Wildkräuter zu kaufen gäbe oder wo man sie im Winter finden könne. Ein Vermeidungsverhalten. Dazu sei festzuhalten: Wer nicht bereit ist, die Zeit aufzubringen, um ohne Hast und voller Freude in die Natur hinauszugehen und in all dem, was Gott[47] geschaffen hat, einen Segen zu entdecken, aber sich statt dessen Wildkräuter kommerzialisiert per Versand ins Haus schicken läßt, verhält sich ja dann auch so, wie daß er Gesundheit käuflich erwerben will. Urtherapie kann nur heißen: freudiges Leben mit und in der Natur. Man kann nicht eben mal einen „schnellen Zusatznutzen" daraus ziehen.

Gesundheit ist nicht machbar, sondern Gesundheit bleibt allenfalls erhalten. Das kann gelingen, wenn uns nicht Suchtverhalten, Dogmenglauben, Dauerkonsum von Medien und Ratgeberliteratur daran hindern.

Wenn wir ein Problem zu bewältigen haben, zB. krank geworden sind, ist es angebracht, Disziplin und Ernsthaftigkeit zu beweisen. Fühlen wir uns wohl, dann wollen wir die Freuden auch genießen, ganz so, wie das Glück es von uns verlangt. Wobei wir stets die Dinge reflektieren, ohne uns zu ängstigen.

Gesundheit lebt im Verborgenen. Für sie zu leben widerspricht ihrer Natur. Vorhandene Gesundheit zu steigern führt in sein Gegenteil. Solch ein Verhalten ist einer Neurose zuzuordnen. Gesundheitsapostel sind nicht weniger krank als die übrige Bevölkerung. Um gesund zu werden und zu bleiben, müssen wir uns von Ideologien befreien. Ob in der Politik, Religion oder im Gesundheitswesen: Ideologien sind immer gegen das Leben gerichtet.

Krankheit verlangt Veränderung

Eine Frau, die längere Zeit im Krankenhaus verbracht hatte, erzählte mir, daß trotz aufwendiger Untersuchungsverfahren keine Ursache ihrer Kreislaufstörung gefunden werden konnte. Wenn man die Frau betrachtet, so fällt einem sofort der äußerst korpulente Körperbau ins Auge. Des weiteren sind eine fahle Gesichtsfarbe zu erkennen und ein unangenehmer Körpergeruch. Wieso glaubt man da keinen Hinweis auf Krankheit zu haben, nur weil eine beschränkte Blutuntersuchung oder das Durchleuchten des Körpers Anhaltspunkte auf ein standardisiertes Krankheitsbild vermissen lassen? Ja, wer die Frau betrachtet, müßte auch ohne weitere Überlegung die Zusammenhänge ihres Krankseins erkennen. Aber leider hört das beschulte Auge dort auf zu sehen, wo keine Definitionen mehr festgelegt sind.

Wer Hautausschläge hat, über Kopfweh und Leibschmerzen klagt, Schwindelanfälle bekommt, seine Gelenke spürt, über zuviel Fettpolster verfügt usw., der zeigt damit das Kranksein an. Solche Zeichen sind nicht weniger wert als die Veränderung eines inneren Organs oder der Blutwerte. Die wahrnehmbaren Zeichen, und das hat sicher seinen Sinn, sind vor einer Veränderung im Körper zu erkennen, weshalb trotz viel Leids nicht immer im Inneren des Körpers etwas gefunden wird. Das äußere Zeichen ist doch erst einmal mehr wert als das innere, da der Kranke selbst unmittelbar darauf reagieren kann. Wer zB. Kopfschmerzen hat, geht an die frische Luft oder legt sich zur Ruhe oder kontrolliert seine Trinkmenge oder stellt kurzfristig das Essen ein. Bei den ersten Krankheitszeichen ist die Ursache meist schnell ausfindig zu machen, was bei einer länger bestehenden Erkrankung nicht immer der Fall sein muß. Was ist aber, wenn sich ein Tumor hinter dem Kopfschmerz verbirgt? Der Tumor steht am Ende einer langen Kette von Krankheitszeichen, die ignoriert wurden.

Und wenn ein Tumor hinter dem Krankheitszeichen steht, dann ist es um so wichtiger, sich von den Signalen des Körpers leiten zu lassen.

Ein zusätzliches Problem ist heute, daß Menschen, die krank geworden sind, sich nicht mehr entsprechend verhalten wollen. Liegt zB. eine Erkältung vor und legt der Betroffene sich nicht ins Bett, sondern zieht sich warm an, dreht die Heizung auf, schluckt ein Medikament und setzt sich vor die Glotze oder geht weiterhin zur Arbeit, weil er einen überhöhten Anspruch an sich stellt, kann natürlich keine Heilung erzielt werden. Wer krank ist, braucht erst einmal Ruhe, das heißt, er muß abgeschirmt sein von allen äußeren Reizen. Dann benötigt der Kranke frische Luft, weshalb die Fenster stets geöffnet oder die Räume häufig gelüftet werden sollen. Die Raumluft übermäßig zu temperieren, schadet mehr als es nutzt, weil das Erfrischende der Luft verloren geht. Ist es für den Körper erforderlich, die Temperatur zu erhöhen, so unterstützen wir das, indem sich der Kranke mit Decken oder Kissen bedeckt. Die Kleidung soll dabei leicht gehalten werden, denn es ist notwendig, daß Luft an den Leib gelangen kann. Wir alle spüren doch, daß der Leib sich ohne anliegende Bekleidung wohler fühlt, wieso packen wir uns ausgerechnet dann ein, wenn wir uns unwohl fühlen?

Kranke Menschen haben in der Regel auch **keinen Appetit**, weil der Körper nichts verlangt. Das hat seinen Sinn, weil er so besser regeneriert und deswegen brauchen wir auch nichts zu essen.

Wer **Verdauungsprobleme** oder andere Beschwerden im Bauchraum hat, sollte sein Essen reduzieren. Kranke Verdauungsorgane danken es einem, wenn man unterschiedliche Nahrung getrennt voneinander ißt. Trennkost. Dadurch sind auch Unverträglichkeiten besser zu erkennen, die aber auch erst durch das Mischen der Speisen entstehen können.

Gelenkbeschwerden fordern nach ausgleichender Bewegung und einer Veränderung der Körperhaltung, die allerdings auch ihre Ursache in der Psyche haben kann.

Herzbeschwerden verlangen beruhigende Einflüsse, die aktiv unterstützt werden sollen, was zB. durch Spaziergänge erzielt werden kann, aber nur dann, wenn dabei Energie aufgenommen wird. Eine Strecke lediglich abzumarschieren, macht keinen Sinn.

Menschen, die sich überfordert fühlen, sollten die entspannende Wirkung eines Bades genießen. Wohlriechende Öle unterstreichen den Erfolg. Es dürfen nur 100% naturreine Duftöle zur Anwendung kommen, was auf der Verpackung angegeben sein muß. Natürliche Düfte beleben die Sinne, künstliche betäuben sie. Gleich nach dem Baden ist es am schönsten im Bett und auch am vernünftigsten.

Versuchen Sie aber auch einmal ihre Schlafgewohnheit zu ändern, in dem sie sich vielleicht auf dem Boden oder in einem Berg Kissen begraben. Und warum nicht auch ab und zu hinaus in die Natur gehen, um dort sein Nickerchen zu halten. Im Grunde genommen ist doch alles so einfach, wenn wir nur darauf achten würden, was uns bekommt.

Resultiert die Erkrankung aus einer **psychischen Überlastung** oder umgekehrt - belastet die Erkrankung unsere Psyche, begeben wir uns an einen ruhigen angenehmen Ort, am besten hinaus in die Natur, legen uns nieder und lauschen den Geräuschen. Entspannen ist ein aktiver Prozeß und hat nichts mit „Rumhängen“ zu tun. Beim „Rumhängen“ spiegelt die Körperhaltung den psychischen Zustand wieder. Beim Entspannen liegt der Körper gerade, und Arme und Beine sind zumindest leicht gespreizt. Auch Schlafengehen ist etwas anderes und hat mit aktiver Entspannung nichts gemeinsam. Wir können während der Entspannung einschlafen, aber der Schlaf alleine hat nicht die gleiche Wirkung. Während der Entspannung baut der Körper spürbar auf, woraus eine Leistungssteigerung entsteht. Wer gesund werden oder bleiben will, muß lernen, Energie in sich einfließen zu lassen. Das kann durch einen wärmenden Sonnenstrahl geschehen, der uns angenehm berührt, durch das Zwitschern eines Vogels, das uns beglückt, durch das Aroma einer Frucht, das Behagen auslöst oder durch das Bestaunen einer Pflanze, eines Tieres, Bildes usw. Wer sich hingeben und wer staunen kann, versteht auch wieder neue Kraft zu schöpfen. Es reicht also nicht aus, gesundes Essen hinunter zu würgen, ein Bewegungsprogramm hinter sich zu bringen oder Meditationsübungen formal auszuführen.

Meditation hat ihre Berechtigung, wenn wir uns sammeln, um den Herausforderungen des Lebens besser gewachsen zu sein. Wer sich durch Meditation dem Leben zu entziehen versucht, wähnt sich in Erhabenheit, die natürlich falsch ist und eine Belastung für seine nähere Umwelt darstellen kann. Die innere Ruhe kann auch ohne großes Aufheben entstehen; sie ist eben nicht spektakulär. Wer gelernt hat, Ruhe in sich einkehren zu lassen, kann das sogar während der Arbeit nutzen, denn nicht jede Handlung erfordert Konzentration. Manche Menschen bekommen allerdings Angst vor der Ruhe: Angst vor den Gedanken, die sich ihnen aufdrängen, weil wichtige Dinge im Leben unerledigt blieben, weshalb diese Menschen die Stille mit Reden überbrücken, Unterhaltungsgeräte einschalten oder sich ständig mit etwas beschäftigen.

Damit wir uns nicht in Fehlhandlungen verlieren, hat uns die Natur die **Träume** gegeben. Träume können uns einen Spiegel vor die Nase halten und uns zeigen, wo wir im Leben wirklich stehen. Sie können uns helfen, Ängste zu überwinden, denn wir können schon mal träumen, was wir uns bis jetzt noch nicht getrauten. Träume lassen uns dort scheitern, wo wir unerfahren oder überheblich sind. Das ICH im Traum entspricht auch dem ICH im Wachen. Das ICH steht im Zentrum der Beobachtung. Die Traumbilder und die Traumhandlung sind symbolisch zu betrachten und können nicht ungefiltert in das Wachleben übernommen werden. Wer aber im Traum flieht, flieht auch in Wirklichkeit, wer sich den Problemen stellt, beweist damit Mut, und wer jemanden erschlägt, zeigt die Aggressionen, die in ihm durch seine sozialen Probleme hervorgerufen werden. Das Ende des Traums zeigt symbolisch das Ergebnis unseres realen Handelns oder unserer Einstellung schlechthin. Es ist also wichtig, auch wenn wir die Träume nicht verstehen, sich nach dem Erwachen ihrer nochmals zu besinnen. Lesen Sie dazu mein Traumbuch, das demnächst im Handel erscheint.

Fördern Sie Ihr Bewußtsein! Setzen Sie sich mit **Kunst** auseinander! Musik, Bildende Kunst oder schöne Gedichte bereichern das Leben.[50] Gerade im Alter kann das ein sehr wichtiger Ausgleich sein, wenn man sich diesen Bereich zuvor erschlossen hat.

Prinzipiell sollte jeder Kranke auch einmal für kurze Zeit den Wohnbereich wechseln. Nicht zu vernachlässigende **Krankheitsfaktoren sind die Raumluft**, der Lebensraum oder leider auch der Lebenspartner. Schlafen Sie bei schönem Wetter auf dem Balkon oder im Garten, fahren sie einmal mit und einmal ohne ihren Partner in den Urlaub.

Manche Beschwerden verabschieden sich überraschend schnell oder sie kommen leider genauso schnell wieder zurück, wenn man in die lebensfeindliche Umgebung zurückkehrt. Ratschläge kann sich dann jeder selbst erteilen, was er in Zukunft zu unternehmen bzw. zu unterlassen hat.

Psychosomatik

Immer, wenn im Leben des Menschen wichtige Entwicklungsschritte nicht getätigt oder prägende Ereignisse falsch verarbeitet werden, wird die Seele unangenehm bewegt. Erfährt der Konflikt keine Lösung, verursacht das angespannte Gemüt Störungen im vegetativen Nervensystem. Unser seelisches Empfinden, ein Teil des vegetativen Nervensystems, wirkt so in alle Abläufe des Körpers hinein.

So wird es verständlich, daß, wenn die Seele keine Entlastung erfährt, es mit der Zeit zu Fehlfunktionen im Körper kommen muß. Bevor eine Organveränderung sichtbar wird, verändert sich das Empfinden im entsprechenden Bereich, weshalb diese Menschen immer wieder als Simulanten abgestempelt werden. Welche Krankheitszeichen sich daraus entwickeln, hängt von der Erlebniswelt des Kranken ab. Ein Zusammenhang zwischen Krankheitszeichen und psychischem Erleben läßt sich oft erkennen. Das Beschwerdebild, das sich dabei entwickelt, übernimmt eine wichtige Funktion, es überlagert den eigentlichen Seelenschmerz. Wilhelm Busch hat das in seinem Gedicht "Das Zahnweh" treffend beschrieben:

„Das Zahnweh, subjektiv genommen,
ist ohne Zweifel unwillkommen,
doch hat's die gute Eigenschaft,
daß sich dabei die Lebenskraft,
die man nach außen oft verschwendet,
auf einen Punkt nach innen wendet.....
.....vergessen sind die Kursberichte.....“

und all die anderen Geschichten des täglichen Lebens. Und warum das so ist, erfahren wir am Ende des Gedichts:

„Denn in der engen Höhle
Des Backenzahnes wohnt die Seele“

Einen Zusammenhang zwischen Krankheit und Psyche will der Kranke nicht erkennen, denn ist das seelische Leid einmal auf die körperliche Ebene verschoben, verweigert er die Auseinandersetzung mit sich selbst.

Wird der Kranke mit seinem Konflikt konfrontiert, verschlechtert sich das Krankheitsbild in kurzer Zeit. Bei Herz- und Asthmakranken kann das zu ernsthaften Komplikationen führen. Tumore erhalten einen Wachstumsschub.

Diese Menschen unternehmen alles, um nicht gesund zu werden, denn sobald sich die körperlichen Beschwerden verringern, erhöht sich der seelische Druck. Darum hält der Kranke immer Kontakt zu seinem Leid. Das heißt aber nicht, daß diese Menschen keine Gesundheitsmaßnahmen ergreifen, denn auch diese helfen vielen darüber hinweg, sich von seelischem Leid zu befreien. Zeigen die Maßnahmen Erfolg, werden sie rechtzeitig unterbrochen. Wer diese Menschen beobachtet, wird sogar erkennen, wie bestimmte Krankheitszeichen unmittelbare Folge ihres Handelns sind. Auch wenn der Zusammenhang zwischen Krankheit und Lebensweise noch so deutlich erscheint; sie werden trotz Hinweis nicht davon lassen.

Der Mensch mit hypochondrischen Störungen unterscheidet sich vom psychosomatisch kranken Menschen. Mit seinem Leid spielt der Hypochonder den Pflegefall und versucht damit, andere Menschen für sich einzubinden. Er verweigert das Erwachsenwerden. Im Krächzen, Stöhnen und Jammern hört man das Kind heraus. Die Übergänge zwischen Hypochondrie und Psychosomatik können fließend sein. Heilsam für den Hypochonder ist der berühmte „Tritt in den Hintern“: Er muß lernen, auf sich selbst gestellt zu sein. Dem Hypochonder bleiben die Erkenntnisse auf Grund seiner Haltung im Leben verborgen, weshalb er keine Reife erfährt, was auf den psychosomatisch Kranken nicht immer zutreffend ist.

Wenn in kritischen Situationen oder im Angesicht des Todes sich das Leben auf das Wesentliche reduziert, alle Ängste, Vorstellungen und Meinungen sich aufzulösen beginnen, dann erscheint diesen Menschen ein Licht, dessen Erfahrung sie selbst für ein weiteres

Leben nicht tauschen wollen. Am Grunde seiner Existenz erkennt so mancher Mensch, daß Schatten seine Ängste erzeugen, weshalb er dem eigentlichen Licht fern geblieben ist. Ein Verbrechen ist es, wenn mit Betäubungsmitteln diesen Menschen auf ihrem Weg diese Erfahrung genommen wird. Denn gerade auf diesem schweren Weg erhält der Mensch die Möglichkeit, den Sinn seines Lebens zu erkennen und seine Endlichkeit zu akzeptieren. Betäubt wird der Leidende, weil der Betrachter durch den Anblick sein eigenes Elend erfährt, denn der Kranke wird nicht mehr als Mensch, sondern mit der Chemokeule zur Sache erklärt.

Nicht der Tod ist es, wovor sich die Menschen fürchten. Prinzipien, Meinungen, Vorstellungen, geboren aus der Angst vor dem eigenen Leben, sind leider dem Tod weit überlegen.

Es stellt sich für viele Leser jetzt die Frage, ob sie nicht auch Opfer ihrer verdrängten Gefühle sind. Das läßt sich feststellen, indem sie sich spontan die Antwort auf die folgende Frage geben: „In welchem seelischen Zusammenhang könnte sich ein Krankheitszeichen wie das meinige entwickeln?“ Danach stellen Sie sich bitte die Frage: „Welche Vorteile könnte man aus diesem meinem Krankheitsbild ziehen?“ Je länger es dauert, sich diese beiden Fragen zu beantworten, um so wahrscheinlicher besteht bei der ersten eine psychosomatische und bei der zweiten eine hypochondrische Komponente. Finden sie die Antwort innerhalb der ersten 15 Sekunden, hat ihre Krankheit wahrscheinlich einen anderen Hintergrund. Auf die verzögerte Antwort des Zusammenhangs stellt sich die Frage: „Wie muß ich mich dem Problem stellen, ohne jemanden dafür verantwortlich zu machen?“ Auf die zweite Frage, also die des Nutzens, sollte die Überlegung dahin gehen, ob es das Kranksein wirklich wert ist, unselbständig zu bleiben, Menschen an mich zu binden, die nur bleiben, weil ich ein Schwächling bin.

Was hindert den Kranken aber daran, die lebensvergällende Einstellung aufzugeben? Wer durch sein Leid eine Lähmung seines Lebens in Kauf genommen hat, sieht sich vor eine nicht zu bewältigende Herausforderung gestellt, würde er wieder genesen. So blockiert der Mensch sehr schnell das Nachdenken über sich, wenn er ahnt, daß die Antworten zu seinen Ungunsten ausfallen könnten. Eine humoristische Selbstreflektion ist aber unabdingbar, um seelisch gesund zu werden und zu bleiben. Kulturell bietet der Karneval eine Möglichkeit dazu.

All das ist Psychologie, und was hat das mit der Urtherapie zu tun, werden Sie fragen? Die meisten psychischen Störungen entwickeln sich dort, wo der natürliche Lebensraum zerstört und der Mensch den Kontakt zur Natur verloren hat. In diesem lebensfeindlichen Raum, wo Prestige und Kapital den Lebenslauf bestimmen, übertriebene Vorstellungen und irrationale Ansichten über den persönlichen Bedürfnissen stehen, verliert der Mensch den Kontakt zu seiner Wurzel. Deshalb ist es für den psychisch Kranken wichtig, in den natürlichen Lebensraum zurückzukehren. Hier haben gesellschaftliche Vorgaben keine Bedeutung. Die Natur verlangt nichts von uns. Hier ist es unwichtig, wer ich bin, was ich kann, woher ich komme und was mir widerfahren ist. In der Natur zählt nur das Jetzt und nicht das Gestern oder Morgen, wo der kranke Mensch sich ständig aufzuhalten pflegt, denn er hadert mit der Vergangenheit und hat Angst vor der Zukunft. Einzutauchen in die Natur heißt auch sie betrachten, riechen, schmecken, hören, fühlen. Es reicht nicht aus, im Dauerlauf hindurchzurennen, sondern man muß in der Natur enthalten sein. Klettern Sie auf einen Baum, setzen Sie sich in seine Äste und lassen Sie die Beine baumeln. Versuchen Sie, wie die frischen Triebe schmecken, wie die Luft riecht, und hören Sie, was die Vögel zu erzählen haben. Hier wird der Mensch nicht wieder Tier, wie das die Spötter sicher meinen, sondern hier findet der Mensch zu sich selbst. Es ist wichtig, dem Leben wieder einmal von seiner ursprünglichen Seite her zu begegnen, um unser tägliches Treiben überhaupt betrachten zu können. Das Leben läßt sich nicht aus seinem Ablauf heraus beurteilen, sondern nur aus einer anderen Perspektive.

Lernbehinderte und verhaltensgestörte Kinder, was immer das heißen mag, zeigen in natürlicher Umgebung zum Teil hervorragende Leistungen, was die natürlichen Dinge betrifft. Warum quält man diese Menschen, indem man versucht, ihnen unsere Irrungen einzutrichtern, lesen und schreiben zu lehren, wenn sie von sich aus Meister des natürlichen Handwerks sind.[55] Es hat doch sicher seinen Grund, warum manche Menschen eine Blockade gegen unsere gesellschaftlichen Wertvorstellungen haben, wenn ein alter Mensch im Krankenhaus oder im Altersheim plötzlich nach Hilfe ruft[56], wenn Kinder eine angeborene Furcht vor der Medizin besitzen oder wenn sie lieber den Aussteiger in seiner Hütte besuchen als Tante und Onkel in ihrer neuen Wohnung.

Was halten wir an Wertvorstellungen fest, in deren Folge nur noch funktionale Beziehungen zustande kommen und wo man Freundschaft nur noch vom Namen her kennt? Die Natur kennt solche Wertvorstellungen nicht. Sie befreit den Menschen von dieser Last. In der Natur wird auch nicht nachgedacht, sondern die Gedanken kommen geflogen. In wundersamer Weise wird hier das eigene Leben beleuchtet. In der Natur erfährt der Mensch die Fülle seines Lebens, weil er sich hier selbst erleben darf.

Während der Zeit der Aufklärung hat leider auch die Kirche ihren Auftrag verloren, weshalb sie dem Menschen fast keine seelische Hilfe mehr bietet. Die Frage, ob die Kirche diesem Auftrag immer folgte, lasse ich jetzt einmal offen stehen. Heute haben diesen Bereich die Psychologen übernommen. Leider fehlt aber den Psychologen häufig das, was man in der Kirche den religiösen Auftrag nennt. Erfreulicherweise versuchen manche Philosophen, diesen Bereich zu übernehmen, aber auch das wird nur dort seine Wirkung entfalten, wo der Kontakt zur Natur bestehen bleibt.

Unbeeinflußt von der natürlichen Lebensform bleiben die Psychosomatiker, die versuchen, mit ihrem Leid eine begangene Schuld zu sühnen oder, was es auch gibt, einem Verstorbenen zu folgen. Wer Schuld auf sich geladen hat, handelt destruktiv, wenn er versucht, sich dafür selbst zu bestrafen. Der Schuldige muß sühnen, indem er je nach Schwere der Schuld das Opfer entschädigt oder, wo das nicht möglich ist, sein Leben entsprechend in den Dienst der Gesellschaft stellt. Wer versucht, einem Menschen in den Tod zu folgen, soll den Verstorbenen visualisieren und ihm dabei „in die Augen schauen“. Er wird merken, daß der Verstorbene das nicht will.[57]

Unser Leben auf sein seelisches Wohlergehen auszurichten, ist die beste Gesundheitsprävention, die wir uns überhaupt leisten sollten. Das bereitet keine Anstrengung, sondern macht sogar Spaß.

Prof. Grossarth-Maticek aus Heidelberg konnte das durch seine langjährigen Studien überzeugend darstellen. Wer Spaß am Leben hat, wird meist alt und bleibt gesund. Selbst schwer Krebskranke gesunden, wenn sie wieder Freude am Leben finden und anfangen, ein eigenständiges Leben zu führen. Die Wahrscheinlichkeit, daß ein glücklicher und zufriedener Mensch Krebs bekommt, ist sehr gering.

Leben heißt teilhaben

Wenn man krank ist, geht es nicht nur darum, schnell gesund zu werden, es ist auch notwendig, über sein Kranksein nachzudenken. Viele Krankheitsbilder entstehen durch ein unerfülltes Leben, zum einen, weil wir keinen Seelenfrieden finden und zum anderen, weil wir uns mit Dingen trösten, die unserer Gesundheit nicht zuträglich sind. Immer wieder werde ich darauf angesprochen, wo denn die Lebensfreude bleibt, wenn man sich sogar den „Genuß" des Essens selbst verbietet. Können wir aber wirklich von Genuß reden? Sind die meisten Dinge, die wir zu uns nehmen, nicht auch gewöhnungsbedürftig? Unsere Standardnahrung bedarf einer Gewöhnung. Hart trainiert ist unser Magen mit Schnitzel und Pommes Frites. Die meiste Schlechtkost wird sofort erbrochen von einem mit Gesundkost verwöhnten Magen. Was wäre von den ach so guten Speisen noch genießbar, könnten wir uns nicht durch künstliche Aromastoffe betrügen? Nein, das kann nicht die Lebensfreude sein.

Wenn zB. jemand durch die Liebe zu sich selbst gefunden hat, dann schätzt er sich glücklich, gäbe es auch nur Wasser und Brot dazu. Dieser innere Friede macht einen unempfindlich gegen jegliche Lust, die von außen verlockt. Die Natur erwartet aber keine Askese von uns, im Gegenteil, sie hält den Tisch reich gedeckt. Aber was ist, wenn die Menschen keine Liebe verspüren, keinen Glauben und keine Hoffnung mehr haben, keine Erkenntnis gewinnen, weil der eigene Sinn ihnen fehlt? Sie haschen nach allem, was ihnen Spaß verspricht. Aber es nutzen dem Menschen kein Reichtum und keine Macht. Mit keinem irdischen Gut ist Seelenfrieden zu erlangen, sondern es sind Stricke, in denen sich die meisten Menschen verfangen.

„Willst Du immer weiter schweifen?
Sieh, das Gute liegt so nah.
Lerne nur das Glück zu ergreifen,
Denn das Glück ist immer da."

J. W .v. Goethe

Es scheint sogar so, daß, wenn wir die Bedingungen für das Glück uns zu erschaffen versuchen, wir das Glück damit selbst zerstören. Der Nährboden der Seele ist das natürliche Leben. Es sind gerade die schlichten und einfachen Dinge, die uns beleben: der leise Gesang eines Menschen, der Blick, der von Verständnis zeugt, das Symbol von Zuneigung in den Sand gezeichnet, der Ton des Windes, der wie eine Zaubermelodie klingt, ein Bild, eine Blume usw.

Hörst du reine Lieder singen,
Ohr ist eins mit deiner Brust;
Siehst Du Farben um dich klingen,
Wirst du deines Aug´s bewußt.
In das Innere zu dringen,
Gibt das Äußre Glück und Lust.

J. W .v. Goethe

Viele Menschen leiden an Ängsten und Zwängen und wissen sich nicht daraus zu befreien. Der Mensch kommt aber ohne diese Dinge auf die Welt. Sie werden gezeugt von einer Gesellschaft, die nicht versteht, den Menschen einfach nur anzunehmen. Bereits in frühen Jahren bekommen die Kinder die Vorgaben gezeigt, damit sie wissen, was sie zu erreichen haben, um in dieser Menschenwelt aufgenommen zu werden[65]. Die Neurosen, die hieraus zwangsläufig erwachsen, beruhen auf einem großen Seelenschmerz, nicht angenommen zu sein, weil die Vorgaben überhaupt nicht alle zu erfüllen sind und nur im seltenen Fall dem eigenen Lebenswunsch entsprechen. Redezwang, Launen, Süchte, Geltungsdrang sind nur wenige der vielen psychischen Auffälligkeiten, die sich daraus ergeben. Deswegen müssen wir uns mit Menschen zusammenfinden, die keine Vorgaben von uns verlangen, mit denen wir einfach nur Dinge gemeinsam erleben dürfen. Der Mensch hat eine große Sehnsucht danach, etwas gemeinsam zu erleben. Dazu braucht es keiner Karosse, keiner

Hi-Fi-Anlage, keines Handtelefons und keines Titels.

Aus diesem Grund hält man sich besser fern von Menschen, die solche Dinge in den Vordergrund stellen, denn sie sind viel zu sehr damit beschäftigt, ihrer eigenen armen Seele auf falschem Wege etwas Gutes zu tun. Singen, Tanzen, Lachen, Springen, Musizieren, Reime sprechen, Jubilieren, Vertrauen schenken und Trost aussprechen, es sind immer unveränderlich die gleichen einfachen Dinge, die den Menschen seelisch am Leben erhalten. Mit künstlerischem Wirken kann sich die Seele Ausdruck verschaffen, denn vieles läßt sich in Worten nicht mitteilen. Deshalb ist es wichtig, schon den Kindern dafür die Gelegenheit zu geben, Papier und Stifte bereitzuhalten, ein Musikinstrument zur Verfügung zu stellen, mystische Geschichten zu erzählen, die ihre Phantasie inspirieren.[66]

Ein weiterer sehr wichtiger Aspekt ist das Annehmen. Wer die Dinge nicht annehmen kann, kämpft ein Leben lang vergeblich. Das überlieferte GELASSENHEITS-GEBET von dem Theologen Reinhold Niebuhr lautet: **„Gott gebe mir die Gelassenheit, Dinge hinzunehmen, die ich nicht ändern kann, aber auch den Mut, Dinge zu ändern, die ich ändern kann, und die Weisheit, das eine vom anderen zu unterscheiden.“**

Die Welt braucht sich nicht nach unseren Wünschen zu beugen, sie hält genügend Freiraum für jeden offen. Wer etwas bekämpft, geht immer ein Bündnis mit seinem Gegner ein. Befreien müssen wir uns aus der eigenen Knechtschaft, und dazu brauchen wir Mut, denn es ist einfacher, Diener zu sein, als Herr. Wer die Welt verändern will, kann das nur als Vorbild leisten.

Tod und Sterben

Wer an einer lebensbedrohlichen Erkrankung leidet, versucht oftmals alles, um den nahenden Tod von sich abzuwenden. Dabei werden manche Kranke auch auf die Urtherapie aufmerksam. Sicherlich kann die Urtherapie einiges bewegen, sie kann aber nicht alles!

Zur natürlichen Lebensweise gehört auch die Akzeptanz des Todes. Wer die Urtherapie als letzte Instanz aufgreifen möchte, soll sich vorher die ernsthafte Frage stellen: Wieviel Zeit bleibt noch zum Leben. Es geht nicht darum, wie lange der Kranke vordergründig leben möchte, sondern wie viel Zeit ihm noch verbleibt. Ist der Mensch am Ende seines Lebens angekommen, dann dürfen wir nicht versuchen, in das Schicksal einzugreifen, sondern müssen den Tod als das begreifen, was er ist: ein stetiger Begleiter, der beim Sterben die Hand nach uns streckt. Ja zu sagen zum Tod, sich ihm anvertrauen, das gibt dem Menschen noch einmal Kraft. Kraft die wir benötigen, um Abschied zu nehmen. Wer käme auf den Gedanken, den Sterbenden seines Sterbens wegen zu trösten, denn in unserem Inneren spüren wir das unverrückbare Notwendige, das da wirkt. Wenn das Ende bevorsteht, dann sind alle therapeutischen Maßnahmen zu verwerfen, die auf eine Genesung ausgerichtet sind. Der Tod bedeutet nicht Versagen, denn aus den tiefen Schichten der Seele kommend bereiten die Träume den Menschen auf sein Sterben vor. Diese Träume machen keine Angst, wie viele vermuten, sondern sie geben Kraft und Zuversicht. Sie schicken uns auf einen Weg oder an einen Ort, wo wir von für uns wichtigen Menschen entgegengenommen werden. Diese wichtigen Menschen gehören zu den bereits Verstorbenen. In diesem Kreis ist immer dabei unser ständiger Begleiter, unser Freund, der Tod. Verschieden sieht er aus: mal als Lichtgestalt, mal als Knochenmann.

Wieviel mehr Kraft und Würde besitzt ein alter oder kranker Mensch, der des Morgens versichert, heute zu sterben und Abschied nimmt, gegenüber dem, der versucht, mit Gesundheitsmaßnahmen sein von Angst geprägtes Leben hinauszuzögern.

Die Wirkung der Urtherapie läßt nicht auf sich warten

Es ist verständlich, wenn gerade Menschen mit progredient verlaufenden Krankheitszeichen sich ängstigen, Maßnahmen zu ergreifen, die keinem wissenschaftlich anerkannten Standard entsprechen. Wissenschaftlichkeit ist allerdings kein Garant für eine erfolgversprechende Therapie, wie das zB. die Chemo-, Cortison-, Hormon-, Schmerzmittel- und Strahlentherapie zeigen. Sie haben sich zwar als anerkannte Therapie etabliert, nur die Erfolge sind fraglich und mit den Worten Goethes gesprochen: „Und keiner fragte je danach, wer denn genas."

In der Fülle von Versprechungen in allen Bereichen der Medizin ist es für den Hilfesuchenden schwer, wirklich hilfreiche Maßnahmen von Scharlatanerie zu unterscheiden.

Wer die Urtherapie ergreift, geht kein Experiment mit ungewissem Verlauf ein, denn der Erfolg zeigt sich in der Regel bereits nach wenigen Tagen. Der eigentliche Genesungsprozeß beginnt aber erst dann, wenn der Kranke seine krankheitsverursachende Situation verläßt und seinen Körper von Giften befreit. Dazu kann eine Fastenkur notwendig sein.

Auf jeden Fall sind alle den Körper schädigenden Medikamente abzusetzen, denn diese verändern das Krankheitsbild, weshalb dem Kranken die Möglichkeit genommen wird, auf seinen Zustand richtig zu reagieren. Das heißt, wenn Sie zB. ein Medikament gegen Rheuma bekommen und danach an Magenschmerzen leiden, so hat sich das Krankheitsbild verschoben und Sie verhalten sich wie ein Magenkranker. Positive und negative Einflüsse auf Ihre Gelenke können jetzt nicht mehr richtig wahrgenommen werden. Deshalb werden solche Medikamente als *allopathische* Arzneimittel bezeichnet, denn *allo* heißt - anders- und *Pathos* - Leiden-.

Sind die Krankheitszeichen durch Medikamente entstellt, werden auch die alten Hausmittel und bewährten Heilmethoden ihre Wirkung nicht entfalten.

Medikamente, welche Reaktionen im Körper unterdrücken oder künstlich aufrecht erhalten, müssen langsam abgesetzt werden, da es sonst zu bedrohlichen Fehlreaktionen kommen kann.

Zeigt die Urtherapie Wirkung, dann stabilisiert sich der Organismus nach kurzer Zeit. Es gehen keine weiteren Lebenskräfte verloren - Voraussetzung einer jeden erfolgversprechenden Therapie! Wer vor der Essensumstellung nicht gefastet hat, bei dem kann sich durch das frei werdende Gift ein flaues Gefühl einstellen oder andere unangenehme Reaktionen. Bei diesen Symptomen darf nicht zu wenig getrunken werden. In aller Regel halten sie nur wenige Tage an. Verschlechtert sich das zu behandelnde Krankheitsbild, ist Vorsicht geboten. Haben wir zB. eine Migräne, Asthma oder Herzrhythmusstörungen, also Krankheitszeichen die von einer *Regulationsstörung* herleiten, ist also kein defektes Gewebe zu ersetzen, dann sind viele überrascht, wie schnell Erfolge zu verzeichnen sind.

Muß zuerst krankes Gewebe zur Ausheilung kommen, wie zB. bei Arthritis oder anderen Entzündungszuständen, bedarf es einer Zeit von mindestens 14 Tagen. Bei schwerer Gewebezerstörung und tiefgreifenden Stoffwechselstörungen sind Erfolge nicht so schnell zu verzeichnen. Eine Besserung der Gesamtsituation wird aber auch hier häufig schon nach kurzer Zeit spürbar.

Wer das akute Krankheitsstadium überwunden hat, darf nicht zu seinen alten Lebensgewohnheiten zurückkehren, denn der Körper benötigt mindestens drei Jahre, um sich von Grund auf zu stabilisieren. Das betrifft auch den scheinbar Gesunden. Die Disposition zur Erkrankung bleibt zeitlebens bestehen.

Wichtig für den schnellen Erfolg:

- Zur Entgiftung mit einer Fastenkur beginnen.
- Täglich 1-3 Teelöffel lebendige Heilerde über den Tag verteilt zu sich nehmen, wenn keine Verstopfung dadurch entsteht. Ansonsten weniger Erde einnehmen.
- Keine Schlechtkost auch nur ausnahmsweise.
- 3-5 mal täglich, insgesamt mindestens 500g, frische Wildkräuter essen (Löwenzahn, Spitzwegerich, Schafgarbe, Vogelmiere, Gänseblümchen usw.)
- Reichlich frisches Gemüse und Obst essen.

– Die Nahrung muß so zusammengestellt sein, daß keine Blähungen entstehen.

– Jeden Tag an der frischen Luft bewegen, bücken, kriechen, klettern, damit die Körpersäfte fließen.

– Der Seele Ausdruck geben mit Singen, Malen und Gestalten. Statt vor der Glotze[70] oder dem Computer zu sitzen, ins Theater gehen, Gedichte lesen, die Natur erleben.

– Aus unangenehmen Ereignissen lernen und nicht daran festhalten oder sie bekämpfen. Das betrifft besonders den Krebskranken. Der Krebskranke muß selbst etwas für sich tun. Er muß sich mit den geistigen Gesetzen beschäftigen, die unsere Welt bestimmen. Zum Beispiel das Gesetz von Ursache und Wirkung. Die Macht der negativen Gedanken, darunter viel Groll, ist einer geistigen Reinigung zu unterziehen. Krebs bedeutet für den Kranken auch die große Chance, notwendige Änderungen des Lebens anzupacken. Man kann den Krebskranken nur dazu ermuntern, den Mut zu haben, das zu tun, was er schon immer wollte, denn genau darin liegt seine Heilung. Wer festhält, wird keine neuen Ufer erreichen.

Wer seinen Gefühlen zu Anfang nicht traut, kann sich den Erfolg der Urtherapie über eine Blutuntersuchung bestätigen lassen. Primär geht es jedoch bei der Urtherapie nicht darum, die Laborwerte zu verbessern, sondern das Befinden.

Die folgenden Blutwerte sind für eine Verlaufskontrolle unbedingt erforderlich: Leukozyten (Differential-Blutbild zB. bei bestimmten Leukämieformen), Erythrozyten, Hämatokrit, Hämoglobin, Thrombozyten, Glucose, Harnstoff, Harnsäure, Kreatinin, Cholesterin, Triglyceride, Bilirubin gesamt und Bilirubin direkt, Eiweiß gesamt, GOT, GPT, g-GT, Cholinesterase, LDH, Alkalische Phosphatase, CK-Nac, CK-MB, Eisen, Kupfer, Natrium, Kalium, Calcium, Magnesium, Phosphor und bei Krebs zusätzlich TPA (Tissue polypeptide Antigen) und CEA (Carcinoembryonales- Antigen). Sprechen die letztgenannten Marker nicht an, muß ein anderer Tumormarker gefunden werden.

Wofür die einzelnen Blutwerte stehen, entnehmen Sie bitte aus der weiterführenden Literatur[72], die Sie in der Buchhandlung oder in einer Bibliothek erhalten. Blutwerte spiegeln oft ein falsches positives Bild wieder, wenn wir nur darauf achten, ob sie sich im Toleranzbereich befinden. So selten kommt es gar nicht vor, daß selbst bei einem lebensbedrohlichen Gesundheitszustand sich alle Blutwerte im Toleranzbereich bewegen. Achten wir jedoch darauf, in welchem Verhältnis die einzelnen Blutwerte zueinander stehen, ergibt sich oft ein anderes Bild.

Die einzelnen Blutwerte im Verhältnis zueinander:

Verrechnung	Referenzbereich	Anmerkung
Na/Ka	30 - 36	Nicht selten nach oben veränderter Wert
Ka/Ca	1,7 - 2,1	Liegt der Wert unter 1,7, entstehen Rhythmusstörungen bei gleichzeitiger Einnahme von Herzglykosiden (zB. Digitalis).
Ca/Mg	2,3 - 3	
Ca/P	1,8 - 2,3	Bei niedrigen oder erhöhten Werten liegt möglicherweise eine Beteiligung der Schilddrüse vor.
Ca*P	1,93 - 4,83	Bei Werten unter 1,93 entmineralisieren die Knochen (Osteoporose).
Ka/Mg	4,3 - 5,8	
Fe/Cu	0,4 - 0,6 - 1,4	Bei über 1,4 liegen Leberstörungen vor Entzündung und Tumore gehen fast immer mit Werten unter 0,6 ~ 0,4 einher.
Ka*Na/Ca*Mg	245 - 340	Nicht selten nach oben veränderter Wert
Na/Ka*Ca/Mg	71 - 108	
Na/Ka*Ka/Ca	55 - 65	
Ka/Na*Ka/Ca	0,045 - 0,06	Niedrige Werte weisen auf eine Alkalose, hohe auf eine Übersäuerung hin.
Bil-dir/ges	0,21 - 3	Niedrige Werte weisen auf einen verminderten Gallenfluß hin, hohe Werte auf einen Zerfall der roten Blutkörperchen.
GGT, GOT,GPT, CK, CK-MB		Leber, Herz und Muskelenzyme sind beim „Gesunden" in den unteren 2/3 des Toleranzbereiches angeordnet.

(Ausgangswert der Mineralstoffe ist mmol/l)

Na= Natrium, Ka= Kalium, Ca= Calcium, Mg= Magnesium, P= Phosphor, Fe= Eisen, Cu= Kupfer, Bil-dir= Bilirubin direkt, Bil-ges= Bilirubin gesamt

Veganer mit Verdauungsstörungen müssen einen Vitamin B12-Mangel mit in Betracht ziehen. Meist wird versucht, einen Vitamin B12-Mangel über das Mittlere-Erythrozyten-Volumen (MCV) aufzudecken. Das MCV wird aus verschiedenen Blutwerten errechnet. Dieses Ergebnis kann nicht als zuverlässig gelten, weil ein Durchschnittswert nicht genug Aussage hat. Am sichersten erfolgt die Vitamin B12-Bestimmung direkt im Blut.

Statt einer teuren Diagnostik kann man bei einem Verdacht eine hohe Dosis Vitamin B12 (~ 1mg) einnehmen. Bei einem B12-Mangel, sofern die Belegzellen des Magens noch arbeiten, macht sich bereits am nächsten Tag ein Wohlbefinden spürbar.

Hinweis: Vitamin B12 wird bereits von manchen Firmen gentechnisch hergestellt.

Braucht ein kranker Mensch Arzneimittel?

Es wird immer Situationen geben, die es notwendig machen, die medikamentöse Möglichkeit zu nutzen. Dabei muß es sich nicht um komplizierte Krankheitsbilder handeln. Ein Kaliummangel im Körper zB. genügt, um das Herz aus seinem Gleichgewicht zu werfen. Kalium in der richtigen Dosierung verabreicht, hilft weitere Komplikationen zu vermeiden.

Das heißt aber nicht, der Kranke hat dadurch seine Gesundheit wider gewonnen, denn die eigentliche Ursache für den Kaliummangel bleibt weiterhin bestehen. Der Krankheitsprozeß schreitet jetzt symptomlos weiter, bis weitere Krankheitszeichen auf den schlechten Gesundheitszustand hinweisen. Die nachfolgenden Symptome sind dann nicht so einfach zu beeinflussen, weil der Krankheitsprozeß auf weitere Organe übergegriffen ist. Jetzt kommen Arzneimittel zum Einsatz, bei denen es nur noch darum geht, Reaktionen zu dämpfen, wenn der Körper über das erträgliche Maß hinaus reagiert, wie das zB. bei Asthma, Hochdruck, Thrombose, schweren Allergien, unerträglichen Schmerzen usw. der Fall ist.

Oder es werden *stimulierende Medikamente* verordnet, wenn der Körper von sich aus keine Reaktionsbereitschaft mehr zeigt.

Werden bei einem Krankheitsgeschehen krankmachende Keime entdeckt, ist es ein Trugschluß zu glauben, es müßte auf jeden Fall eine Ansteckung stattgefunden haben. Die meisten der bei uns vorkommenden Krankheitskeime sind auch bei einem gesunden Menschen anzutreffen. Lediglich die Umstände erlauben eine starke Vermehrung. Eine medikamentöse Therapie ist hier immer abzuwägen, denn die Immunabwehr braucht auch Zeit, sich an die neuen Verhältnisse anzupassen. Deshalb macht es nicht immer Sinn, krankmachende Keime zu bekämpfen. Hier bedarf es der Erfahrung, solche Krankheitsgeschehen richtig einzuschätzen, weshalb keine allgemeinen Empfehlungen ausgesprochen werden können. Leider handeln viele Ärzte nicht nach ihrer Überzeugung, sondern aus der Angst vor Regreßansprüchen. Stirbt der Patient an einem zum Behandlungsschema passenden Medikament, hat der Arzt im Sinne der standardisierten Medizin gesetzlich richtig gehandelt und niemand kann ihn belangen. Verabreicht er es aber nicht und es kommt zu einer Komplikation, wird der Arzt verantwortlich gemacht. Das Bestreben des Arztes, eine Anklage und Strafverfolgung zu vermeiden, macht heute bereits einen großen Teil der Patientenschäden aus. Hierzu ein Beispiel, das von mir selbst beobachtet wurde: Bei einer Frau, die an diffusen Gelenkschmerzen leidet, wird Borreliose im Blut diagnostiziert. Die behandelnde Ärztin unternimmt keine weiteren Schritte und will abwarten. Die Patientin wird ungeduldig und geht zu einem anderen Arzt. Der verabreicht ihr eine Infusion mit einem Antibiotikum, worauf sich das Krankheitsbild katastrophal verschlimmert. Und was macht jetzt die Frau? Sie verklagt die Ärztin, weil sie nicht früh genug mit der Antibiotikumkur begonnen hat, wie es damals Therapieempfehlung war. Heute gibt es andere Empfehlungen.

Antibiotika sind Medikamente, die darauf abzielen, Keime zu töten. Sie sind auch ein schweres Gift gegen den eigenen Körper und seine nützlichen Helfer-Keime. Zusätzlich schädigen sie die körpereigene Abwehr und verschlechtern weiter die Körpersäfte, weshalb es nach der Einnahme solcher Mittel nicht selten wieder zu ähnlichen oder manchmal sogar zu schlimmeren Krankheitsbildern kommt.

Arzneimittel sind keine Heilmittel, das wird immer wieder falsch verstanden. Es besteht bei vielen Menschen der Glaube, daß für jedes

Krankheitsbild nur das richtige Mittel gefunden werden muß. Diese Gedanken sind sicher bequem, aber Heilung kann nur erfolgen durch Veränderung der krankheitsverursachenden Situation; nur in den wenigsten Fällen durch die Mithilfe einer Medizin. Der beste Therapeut und das ausgeklügelste Medikament können nichts bewirken, wenn der Kranke nicht seine krankheitsverursachende Situation verläßt.

Die meisten Menschen haben eine mystische Vorstellung darüber, was ein Medikament ist. Als Arzneimittel werden Substanzen bezeichnet, die, in einen Organismus gebracht, beabsichtigte Reaktionen zeigen. Da letztendlich jeder Stoff auf irgendeine Art und Weise im Organismus eine Veränderung bewirkt und diese Wirkung immer irgendwie Verwendung finden kann, ist das Repertoire an Arzneimitteln unendlich groß. Ein Arzneimittel gilt als wissenschaftlich erwiesen, wenn sich die Wirkung am Erfolgsorgan regelmäßig wiederholen läßt. Der Wirkungsnachweis sagt aber nichts über den Nutzen eines Arzneimittels aus. Betrachten wir zB. die Antiarrhythmika, so vermögen diese die Rhythmusstörung am Herzen zu beseitigen, weshalb sie eine hohe Akzeptanz genießen, gleichzeitig sinkt aber die Lebenserwartung gegenüber denjenigen, die auf solche Medikamente verzichten (*nachzulesen im Deutschen Ärzteblatt Heft 4, vom 28.1.2000)* [75]. Mit einem oralen Ani-Diabetikum ist es manchmal möglich, den Zucker im Blut zu senken, aber die Vorteile der Blutzuckersenkung sind fraglich und wurden wissenschaftlich nicht genau untersucht. Dagegen ist eine herzschädigende Wirkung bekannt.

Die Wirkung von Arzneimitteln ist immer an die Dosis gebunden. Es kann nicht einfach davon ausgegangen werden, daß eine hohe Dosis eine bessere Wirkung zur Folge hat, denn die verabreichte Menge entscheidet darüber, ob die gewünschte Reaktion erfolgt oder ob lediglich weitere Krankheitszeichen hinzukommen. So findet zB. Cumarin seine Anwendung, um das Blut ungerinnbar zu machen, wenn die Gefahr einer Thrombose besteht; verwendet wird es aber auch als Rattengift!

Die Zusammenhänge im Körper sind nicht zu überschauen, das gesteht sich mittlerweile auch die Genforschung ein. Was ein Arzneimittel letztendlich auf Dauer bewirkt, läßt sich nicht voraussagen. Deshalb müssen nach der Zulassung eines Arzneimittels die Anwender weiter daraufhin kontrolliert werden, ob nicht Veränderungen auftreten, die im Versuchsfeld nicht unmittelbar zu beobachten waren. Dank dieser Forschungsergebnisse werden dann immer wieder Arzneimittel vom Markt genommen oder mit neuen Warnhinweisen versehen.

Betroffen von Arzneimittelschäden sind überwiegend die Anwender, die aus ihrem Kranksein keine Lehre ziehen. Die Summe der Arzneimittel, die ein solches Verhalten notwendig machen, erzeugen weitere Krankheitsbilder, welche die medizinische Literatur mit neuen Diagnosen bereichert.

Wer die Urtherapie nicht aufnehmen will, sollte zumindest pflanzliche Arzneistoffe bevorzugen. Natürliche Arzneistoffe fügen sich wesentlich besser in den Körper ein, als die synthetischen Stoffe es tun. Das gilt natürlich auch für Vitamine. Jeder lebende Organismus hat ein ätherisches Kraftfeld, das erlischt, sobald der Organismus stirbt. Egal, ob es sich um ein Stück einer Pflanze oder um ein Tier handelt. Werden die einzelnen Stoffe also dem Organismus entnommen, verzichten wir auf die besondere Wirkungsweise einer lebenden Substanz.

Werden die wirksamen Pflanzenstoffe künstlich nachempfunden, so ist die Wirkung nur eine ähnliche. Wer sich in der älteren medizinischen Literatur sachkundig macht, findet die Hinweise, auf pflanzliche Arzneimittel zurückzugreifen, wenn bei synthetischen Medikamenten die Wirkung ungenügend ist oder Nebenwirkungen zu verzeichnen sind. Als die chemische Industrie begann, Arzneistoffe herzustellen, war man versucht, die natürlichen Stoffe zu kopieren, um diese billiger auf den Markt zu bringen. Der Krücke des Künstlichen war man sich durchaus bewußt. Da es außer dem Preisvorteil nichts zu verzeichnen gab, propagierte man Werte wie Reinheit und genaue Dosierung. Das aufwendige Brimborium der Laborherstellung belebte einen Mythos, und so vollzog die chemische Industrie ihren Siegeszug, obwohl sie am Anfang nichts Neues zu bieten hatte. Auch wenn die chemische Arznei nur ein Abklatsch der natürlichen Stoffe war, wurde doch alles Natürliche nur lächerlich gemacht und als wirkungslos erklärt. Strophanthus, eines der besten Herzmittel, kann hier als Musterbeispiel gelten.[76]

Das geringe Wirkungsspektrum der chemischen Arzneimittel läßt es überhaupt nicht zu, auf die jeweilige Eigenart des Krankheitsbildes einzugehen, es sei denn, man würde die Vielzahl an Nebenwirkungen homöopathisch nutzen, um eine Selbstregulation zu erzeugen.

Wer heute unter Schmerzen leidet, erhält ein Schmerzmittel, ganz gleich in welcher Weise und in welchem Zusammenhang der Schmerz sich äußert. Ein solches Vorgehen gibt es bei der Naturheilkunde nicht, denn diese hat nicht den Schmerz, sondern das gesamte Krankheitsbild im Auge. Schmerzen entstehen aus einem bestimmten Zustand heraus und sind nicht selbst Ursache des Leidens. So reicht es nicht aus, Arzneimittel in schmerzhemmend, galletreibend oder wassertreibend einzuteilen. Das ist schulmedizinisches Denken und damit hat man nur geringen Erfolg. Warum die meisten Therapeuten diesem Denken huldigen, ist schon klar: es geschieht aus der geringen Anforderung, die ein solches Denken mit sich bringt. Erschwerend kommt hinzu, daß in der Naturheilkunde die persönliche Konstellation des Kranken mit berücksichtigt werden muß. Eine solche Therapie ist umfangreicher und bedarf zudem einer individuellen Rezeptur und keiner Fertigpräparate.

Eine Medizin, die ihre Erkenntnisse aus Leichen, fixiertem Gewebe, Reagenzien oder aus Tierversuchen gewinnt, wird sich immer nur mit Scheinerfolgen zufrieden geben müssen. Alleine die Vorstellung, daß es sich bei den einzelnen Krankheitszeichen um eigenständige Krankheiten handeln soll und die Therapie immer nur speziell darauf ausgerichtet ist, verunmöglicht alles, um den Menschen wieder seiner Gesundheit zuzuführen.

Die etablierte Medizin erhebt noch nicht einmal den Anspruch, eine Heilung herbeizuführen, sondern begnügt sich mit dem Wunsch, beim Patienten einen medizinischen Gau zu vermeiden. Eine falsche Bescheidenheit oder besser gesagt eine deplazierte, wie ich meine. Und der Kranke fragt auch nicht nach, weshalb nach jahrelanger Dauermedikation sein Hochdruck, sein Zucker, seine Schmerzen usw. immer noch weiter fortbestehen oder eine Beschwerde auf die andere folgt. Und dann besitzt der Ärztestand auch noch das alleinige Recht, über Sinn und Unsinn einer Therapie zu entscheiden. Solange die Ärzte per Gesetz das Krankheitsmonopol in ihren Händen halten, wird es in dieser Hinsicht keine positiven Änderungen geben.

Wer Menschen helfen möchte, wieder gesund zu werden, muß sich am gesunden Menschen[77] orientieren, denn nur der zeigt den Weg eines gesunden Lebens. In der Medizin findet der gesunde Mensch aber keinen Eingang, denn sein Wohlergehen verdankt er ja nicht dem, womit der Medizinbetrieb aufrecht erhalten wird.

Die Ursachen der kranken Bevölkerung sind den Medizinern nicht fremd, an deren Beseitigung aber sind sie nicht interessiert. Ihr Bemühen läuft darauf hinaus, den Patienten seiner kranken Umwelt anzupassen. [78] Wer sich dem entzieht, in dem er zB. den Weg der Urtherapie wählt, macht sich verdächtig. Das kann sogar soweit ausufern, daß man Eltern auf Anraten der Ärzte die Kinder wegnimmt, weil zB. eine alternative Therapie bei einer Leukämie nicht akzeptiert wird, aber an der ständigen Nähe zum Kernkraftwerk niemand Anstoß nimmt, auch wenn solche Krankheitsbilder dort vermehrt auftreten. Inzwischen sind einige Fälle dieser Art bekannt. Dabei geht es nicht, wie man meinen könnte, nur um kranke Kinder. Zu Kontrollzwecken werden auch vollkommen gesunde Kinder notfalls mit Polizeigewalt abgeholt. Den Ärzten wird das Recht zugesprochen, darüber zu befinden, wer als krank oder gesund gelten darf.[79] So befand ein Richter, daß ein Kind, das keinem Arzt zugeführt wird, auch nicht gesund sein kann, selbst dann nicht, wenn der Vater sich intensiv mit Gesundheitsfragen beschäftigt und entsprechend publiziert (Natürlich Leben 2002, Heft Nr.2, Seite 11). Aber es ist noch schlimmer gekommen: per Gesetz werden jetzt alle Eltern dazu verpflichtet, ihre Kinder regelmäßig einem Arzt vorzustellen, damit gesundheitlich vernachlässigte Kinder schneller aufgedeckt werden. Dieses Argument möchte ich als schlechten Scherz bezeichnen. Tagtäglich kommen in die Praxen der Ärzte vernachlässigte Kinder, mit der Konsequenz, daß sie mit Medikamenten der schlechten Lebenssituation angepaßt werden. Asthma, Hautausschläge, chronische Durchfälle, Diabetes, Kopfschmerzen, Nervosität, Allergien, Muskelschwund und vieles mehr sind fast immer auf eine schlechte Lebenssituation zurückzuführen. Keinem Arzt würde es jemals einfallen, eine Meldung an das Jugendamt zu leiten, wenn er diese Kinder mit ihren Eltern in einer der beliebten Schnellfutterketten sitzen sieht. Wie kann er auch gegen die Lebensgewohnheit der kranken Kinder protestieren, wenn er selbst über keine bessere verfügt. Das Jugendamt würde verständnislos reagieren, käme vom Arzt der Hinweis, daß die Eltern, trotz der schweren Erkrankung ihres Kindes, nur bei Billigdiscountern und nicht im Bioladen einkaufen gehen. Und jetzt müssen die Kinder, die bisher durch eigenständig verantwortliche Eltern von diesem idiotischen Apparat ferngehalten wurden, per Gesetz assimiliert werden! Das eigentlich Schlimme an der Aktion ist aber, daß die Kinder lernen zu glauben, ihrem Wohlbefinden stets mißtrauen zu müssen, weshalb Kontrolle auf Kontrolle dann folgen soll. Das Gefühl einer gewissen Sicherheit bietet sich dann nur noch dem, der sich im Kontrolltakt bewegt und seine temporäre Diagnose in der Tasche hat.

Wie wenig die „wissenschaftliche" Medizin in Wirklichkeit leistet, sehen wir an den heute weit verbreiteten Krankheitsbildern. Aids, Krebs[80], Rheuma, noch nicht einmal einen Schnupfen vermag dieser Medizinapparat zu kurieren. Wie wir wissen, waren viele Krankheitsbilder auf dem Rückmarsch und sind heute kaum noch relevant. Das war nicht das Ergebnis einer spezifischen Therapie, obwohl das von den Ärzten immer wieder behauptet wird. Denn das würde voraussetzen, daß der Krankheitsbeginn immer wieder niedergeschlagen werden müßte. Eine Schande, wie den Zwangsversicherten das Geld aus der Tasche gezogen wird, nur um diese aufgeblasene Institution, die wahrscheinlich mehr Schaden als Nutzen bereitet, am Leben zu erhalten. Noch in den siebziger Jahren haben die gesetzlichen Krankenkassen, bei Nichtinanspruchnahme von Leistungen Beiträge zurückerstattet und bei den Versicherten darum geworben, eine Erholungskur in Anspruch zu nehmen. Heute glaubt sich die etablierte Medizin fortschrittlicher denn je, aber es ist kein Geld mehr in der Kasse und ein Großteil der Bevölkerung steht unter Dauermedikation. Liegt es da nicht nahe, das zu glauben, was Ivan Illich schon 1975 gesagt hat: „Die Medizin ist das Übel, das es zu beheben versucht." Lesen Sie bitte dazu das Buch „Die Nemesis der Medizin" von Ivan Illich, um mehr darüber zu erfahren.

Augenfällig ist auch, daß der Weggang der natürlichen Arzneistoffe vom Markt von einem zunehmenden Krankheitsstand begleitet wird. Vor 35 Jahren waren die chemischen Arzneimittel noch in der Minderzahl, und die Präparateliste ist aus heutiger Zeit betrachtet ein Eldorado für jeden Heilpraktiker, wie es heute nicht mehr vorzufinden ist.

Sie werden sich die berechtigte Frage stellen, weshalb ein Heer gebildeter Menschen nicht in der Lage ist, das eigene Tun zu reflektieren? Mit dieser Dummheit sind all jene Menschen geschlagen, die sich auf eine bestimmte Aufgabe eingeschworen haben, unabhängig ihres Bildungsstands. Eine Kuh, die längere Zeit im Stall gestanden hat, muß mit viel Mühe erst wieder an die natürliche Umgebung, die schöne Wiese, gewöhnt werden. Eine stallblinde Kuh findet sich nur in ihrem Stall zurecht und genau so ergeht es auch uns Menschen. Für den Mediziner bewahrheitet sich täglich, was er verinnerlicht hat. Daß die Uhren so nicht laufen müssen und anderorts auch nicht laufen, das liegt außerhalb auch seines Horizonts.

Immer wieder wird in diesem Zusammenhang behauptet, die Menschen würden absichtlich krank gehalten, um mehr Geld an ihnen verdienen zu können. Wie in anderen Bereichen gibt es auch im medizinischen und pharmakologischen schwarze Schafe, die zu sehr am Gewinn orientiert sind. Aber auch Unbeteiligte tragen mit ihrem Benehmen zur Erhöhung der Krankenkosten bei: „Du mußt zum Arzt!“ sagt die Mutter oder der Ehepartner. Aber das sind nicht nur sich sorgende Angehörige, die Druck auf den Kranken ausüben, das ist auch die Öffentlichkeit: Politiker, die erpresserisch Präventionsbehandlungen durchsetzen. Dadurch entsteht ein teurer und auch gesundheitsgefährdender Aktionismus, eine ständige Risikobeschreibung und Abwägung - verrückt! Hier tragen die Verantwortlichen des Gesundheitssystems mit ihren Befürchtungen und die allgemeine Bevölkerung mit ihrer Angst gleichermaßen dazu bei. Das ist doch gerade das Schlimme daran, daß keine bewußte Absicht dahinter steckt, denn dann könnten wir etwas dagegen unternehmen, dann hätten wir einen Feind zum Anfassen. Aber an unbewußte Ängste kommen wir nicht heran. Von daher bringt es auch wenig, wenn wir den Medizinbetrieb als Mafiaorganisation denunzieren, wie das immer wieder geschieht. Damit sich hier etwas verändert, braucht der Mensch wieder Gottvertrauen. Wer das nicht hat, schenkt dem Experten Vertrauen und dann darf uns dieses System mit seinen Ergebnissen nicht verwundern.

Ohne Zweifel kann der Rat eines Mediziners auch einmal nützlich sein. Das befreit den Kranken aber nicht davor, seinen eigenen Weg zu finden und ihn aktiv mitzugestalten, um wieder gesund zu werden. Wer bei schwierigen, hartnäckigen und chronischen Erkrankungen nur die Mentalität eines Konsumenten hat und die Medikamente bezahlt bzw. seine Krankenkasse bezahlen läßt und nur auf die gute Hilfe von außen wartet, wird letztendlich nur weiteren Schaden erleiden.

Prof. Grossarth-Maticek, ist anhand seiner Studien zu der gleichen Ansicht gekommen. Er schreibt in seinem Buch „Autonomietraining" auf Seite 95: „ Folgende Faktoren beeinflussen den Krankheitsverlauf zB. negativ: **....** die Erwartung, daß der Therapeut den Patienten in seiner Passivität unterstützt, ohne daß es zu einer Anregung der **gestaltenden Eigenaktivität** kommt ...."

Wenn es eine wirkungsvolle Therapie gibt, so befindet sie sich unter jenen Behandlungsweisen, deren Wirkung abwertend als Placebowirkung abgetan wird. Die Placebowirkung ist wissenschaftlich dokumentiert und bewiesen. Gehört nicht eine große Kunst dazu, wenn der Therapeut es schafft, den Patienten in eine solche Erwartungshaltung zu versetzen, daß er daran gesundet? Der schulmedizinisch gebildete Arzt verweigert diesen Erfolg, indem er von vorneherein als Nebenprodukt seiner Therapie (Allopathie) ein anderes Krankheitsbild erwartet. Wichtig bei der Placebobehandlung ist es immer, daß sowohl der Heiler als auch der Patient die Placebobehandlung nicht anerkennen. Ansonsten, so hätte man in früherer Zeit gesprochen, wäre der Zauber gebrochen und der Erfolg bliebe aus. Der Patient muß natürlich erst einmal an einen anderen Wirkmechanismus glauben.

Es gibt dann noch andere Therapieformen, bei denen ich sozusagen Aspekte einer Placebowirkung sehe. Da sind - Gott sei Dank - beide, also Therapeut und Patient, von der erklärten Wirksamkeit der Behandlung überzeugt.

Diagnosen und Folgen

Wer mit einer Diagnose lebt, bewegt sich auf einem zweischneidigen Schwert. Einerseits kann die Diagnose hilfreich sein, wenn sie dem Kranken Gewißheit verschafft, so krank doch nicht zu sein oder die damit zusammenhängende Prophezeiung das Krankheitsbild kalkulierbar erscheinen läßt. Andererseits lähmt die Diagnose, weil sie einen Dämon erzeugt, der unabhängig von der eigenen Wahrnehmung existiert. Das eigene Empfinden verliert seinen Stellenwert und positive wie negative Einflüsse verlieren an Bedeutung. Ein Mensch, der sich mit seiner Diagnose identifiziert, fühlt sich krank, auch wenn ihm die Umstände dazu keinen Anlaß bieten. Wie der Einzelne sein Kranksein erlebt, hängt im wesentlichen von seinem Charakter und seiner kulturellen Verbalisierung ab.

Viele Krankheitsbilder, auch jene mit tödlichem Ausgang, würden den Kranken überhaupt nicht tangieren, wüßte er um die Prognose nicht. Die meisten „Kranken" könnten sogar bis zu ihrem Finalstadium ein sorgenfreies Leben führen, im guten Vertrauen auf ihre Gesundheit. Von daher gefällt mir auch der Gesundheitsbegriff, wie ihn Friedrich Nietzsche einmal formulierte: „Gesundheit ist das Maß an Krankheit, um meinen wesentlichen Beschäftigungen nachzukommen." Ist die Erwartungshaltung auf die negative Prognose gerichtet, konzentriert sich der Patient nur noch auf deren Verlauf und verliert die schöne Zeit, weil er alles ignoriert, was ihm bis dorthin an Gesundheit und damit an Möglichkeiten geschenkt wird. Und er vergibt auch eventuelle Heilungschancen.

Wer seine Gesundheit wieder erlangen möchte, muß erst einmal vergessen, was ihm bisher an Diagnosen und Prognosen angelastet wurde. Wandeln Sie ihre Diagnose wieder zu dem um, was es zu Anfang einmal war. Eine Neurodermitis zB. zu einer juckenden, schuppenden oder nässenden Hauterscheinung. Diese störende Erscheinung hilft unsere Lebensweise zu prüfen, indem wir beachten, auf welche Einflüsse das Krankheitsbild reagiert. Die Erfahrungen, die wir dabei sammeln, bringen uns wieder auf den rechten Weg. Wo sich keine Änderung zeigt, läßt der Kranke keine Umgestaltung seiner Lebenssituation zu.

Eine Diagnose ist lediglich ein theoretisches Konstrukt, mit dem sich ein Mediziner eine Vorstellung über das Krankheitsbild macht. Darüber hinaus macht sie aber blind für alles, was nicht mit ihr im Einklang ist. So wird zB. die Diagnose widerrufen, wenn das diagnostizierte Krankheitsbild als unheilbar galt und dennoch eine Heilung erfolgte. Nach dem Motto: „Was nicht sein kann, darf nicht sein. “Eine rechtsmäßig gültige Diagnose liegt nur vor bei einem prognostizierten Krankheitsverlauf. Und wer möchte sich schon bei der Wahl seiner Diagnose vergreifen. Zur Auswahl stehen über 30 000 Diagnosemodelle. 40% hielten in der Praxis einer genauen Überprüfung stand. Welch ein Wunder!

Der persönliche Vorteil der Diagnose ist, daß sie uns frei von der Schuld macht, nämlich selbstverantwortlich für unser Leiden zu sein. Wie beruhigend, wenn wir das Kind noch nicht einmal mit dem nächstliegenden Namen benennen müssen. Wie viel besser hört sich Leberzirrhose anstelle Säuferleber an, oder wenn sich ein aus der Form geratener Mensch mit einer Hypothyreose entschuldigen darf, anstatt der Schlechtkost abzusprechen.

Gelegen kommen da auch die Genetiker, welche die Schuld im Erbgut vermuten. Nicht der begehrte Sondermüll, den wir um uns häufen oder die tägliche Krankmachkost zerstört unser Leben, nein, die unvollständige Natur, die unsere Gene mit Fehlern kodiert, soll sich hier als unkalkulierbares Risiko darstellen.

So überhebt sich der Mensch, unwillig auf die Realität zu blicken; aber mit der berechtigten Angst im Rücken, der Natur anheimfallen zu müssen. Die Zeiten selbstvergessener vitaler Gesundheit sind mit der Einführung genetischer Untersuchungen endgültig vorbei.

Gibt es eine Alternative zu der bisher erwähnten Lebensform?

Für einen kranken Menschen, der gesund werden möchte, gibt es keine Alternative!

Während der Genesungsphase müssen alle Experimente mit Schlechtkost unterbleiben. Trotz Wildkräuter wird mit beibehaltener zusätzlicher Einnahme von Schlechtkost bei vielen Krankheitsbildern keine wesentliche Änderung erzielt, was uns zeigt, welchen Schaden die Schlechtkost verursacht. Kranke, die zwischenzeitlich die natürliche Kostform vernachlässigten, bestätigen in trauriger Weise durch ihren gesundheitlichen Rückfall die Richtigkeit der Naturkost.

All diejenigen, die sich nicht an die strenge Lebensweise halten möchten, weil die natürliche Lebensform ein persönliches Problem darstellt, also die reine Rohkosternährung Schwierigkeiten bereitet, sollten folgende Punkte beachten:

1. Jeder, der gesund werden und bleiben möchte, muß sich einen seelischen Ausgleich schaffen für all die wechselnden Belastungen, die wir täglich erfahren. Wer das versteht, besitzt gute Vorraussetzungen, um krankmachende Einflüsse zu kompensieren. Seelische Dauerbelastung macht krank und wer sich dieser Belastung nicht entzieht, für den bleibt der gewünschte Erfolg trotz gesunder Ernährung aus.

Die einfachste Form der Erholung ist, die schönen Tage draußen in der Natur zu erleben. Nehmen Sie sich Zeit und lassen Sie sich bezaubern, zB. bei Nacht von einem sternenklaren Firmament, oder bestaunen Sie den Auf- und Untergang der Sonne. Diese „einfachen" Erlebnisse (Ur-Erfahrungen) beleben die Seele, woraus wir immer wieder neue Kräfte schöpften.

2. Die Bewegung ist ein viel zu häufig vernachlässigter Faktor unserer Gesundheit. Wer kennt nicht das wohlige Gefühl, wenn der Körper nach Anstrengung mit Körpersäften intensiv durchflossen wird. Mit Schlechtkost wird Bewegung allerdings zur Last. Wen wundert's, wenn die Bewegungsfaulheit immer weiter um sich greift. Wer sich nicht bewegt, verzichtet auf einen wesentlichen Faktor zum Ausgleich seiner Seele, denn auch Bewegung trägt zum Seelenwohl bei.

Bewegung, *Ernährung* und *Seele* sind auf das engste miteinander verknüpft, weshalb bei einer ganzheitlichen Therapie keine der drei Säulen vernachlässigt werden darf.

Wer glaubt, die Zeit nicht zu finden, täglich über Stock und Stein zu springen, sollte wenigstens darauf achten, seine Gelenke durch ein kleines Bewegungsprogramm mobil zu halten. Insbesondere die Bewegungen erfordern Aufmerksamkeit, die der Alltag nicht mehr von uns abverlangt. ZB. sich mit der linken Hand an der linken und rechten Schulter kratzen, weil uns die Flöhe fehlen, oder sich so hinzusetzen, indem wir das Kinn auf eines der Knie stützen, weil sich so etwas im Büro nicht gehört. Es müssen nicht immer Stühle und Sessel sein, auf denen wir sitzen. Auch der Boden eignet sich dafür. Sich mehrmals aufzurichten, wenn man vorher auf ihm saß oder lag, trainiert wichtige Körperfunktionen und hält Bewegungsabläufe aufrecht, die sich für das spätere Leben als vorteilhaft erweisen. Viele ältere und dicke Menschen sind nicht mehr in der Lage, wieder aufzustehen, wenn sie einmal hingefallen sind. Fünfzigjährige! Solche Armutszeugnisse sind schlimmer als eine schlechte Note im Schulzeugnis. Also tun wir es, bevor wir auch liegenbleiben!

Verlangen sie ihrem Körper ruhig etwas Leistung ab, soviel, daß sie noch nach einem 100-Meter-Lauf einen längeren Satz ohne Japsen sprechen können.

3. Auf keinen Fall dürfen in Ihrem Essen die Wildkräuter fehlen. Das angebotene Obst und Gemüse leidet unter einer immer schlechter werdenden Qualität. Fügen Sie dem Essen täglich mindestens zwei Handvoll frische Wildkräuter hinzu. Geschmacklich läßt sich das hervorragend mit einem grünen Blattsalat kombinieren.

Wer auf sein warmes Essen nicht verzichten möchte, für den gilt: Dünsten hat Vorteile gegenüber Braten. Alle Grundlebensmittel, wie zB. Reis, Hirse und Bohnen, Wurzeln wie Kartoffel und Karotten, müssen vorher noch keimfähig sein. Kaufen Sie Ihre Lebensmittel immer saisonal bedingt, das schont zudem ihren Geldbeutel. Tomaten und Gurken im Winter haben geschmacklich schon keinen Wert.

Wildkräuter eignen sich auch zum Kochen, ersetzen aber nicht die frischen Wildkräuter im Salat. Brennessel und Giersch, wie Spinat zubereitet, geben mit Kartoffeln zusammen ein gutes und beliebtes Gericht.

Gedünsteter Giersch an mit Käse überbackener Banane, gewürzt mit Curry, ist selbst für „verwöhnte“ Kinder ein schmackhaftes Essen. Dazu kann man gekochte Hirse reichen. Versuchen Sie aber auch einmal den umgekehrten Weg. Aus Gemüsesorten, denen Sie üblicherweise beim Kochen die letzten Vitamine rauben (Rote-Beete, Karotten, Weiß-, Rot-, und Blumenkohl, Schwarzwurzel, Spargel etc.), lassen sich herrliche Rohkost-Salate bereiten. Sie werden sich wundern, wie gut das bei richtiger Zubereitung schmeckt. Nicht geeignet zur Rohkost sind grüne Bohnen, denn die sind ungekocht giftig[85].

Wenn Sie kochen, dann greifen sie am besten nur auf solche Produkte zurück, die Ihnen im rohen Zustand nicht schmecken oder roh nicht gegessen werden können. Für alle anderen Speisen wäre es zu schade.

Wer die Mindestmenge an Wildkräutern nicht einhält, wird gezwungen sein, auf tierische Produkte zurückzugreifen. Die Herkunft dieser Produkte ist eines der wichtigsten Kriterien. Jeder Bauer versichert, das Beste für seine Tiere zu tun, was immer das auch heißen mag. Da gibt es Medikamente, Mastmittel, Trockenballenkost, Restlosfutter, Silofutter, klimatisierte Ställe, Kotabsaugung, automatische Desinfektionsanlagen, Förderbandfütterung, Melkroboter, künstliche Befruchtung, Dauerbeleuchtung usw. Wie überall zählt auch hier der Gewinn, weshalb die meisten Bauern vor ihrem eigenen Tun die Augen verschließen und mit Überzeugung mehr Mist daher reden, als ihre Tiere erzeugen. Kaufen Sie tierische Erzeugnisse nur in Bioqualität, am besten vor Ort. Noch besser, Sie halten sich selbst ein Tier. Ein kleiner Garten reicht zB. für zwei Hühner vollkommen aus. Ein Bekannter von mir hat ohne Probleme ein Schwein in seinem kleinen Garten groß gezogen. Leider legen solche Tiere keine Eier und so ging es dem armen Schwein eines Tages an den Speck. "Nutznießer" waren dann allerdings nur die anderen, denn wer ein Tier gefüttert, gewaschen, gebürstet und in die Augen geschaut hat, dem verschlägt es beim Anblick des Fleisches auf dem Teller den Appetit. Dies scheint auch mit ein Grund zu sein, warum wir mit den "Nutztieren" so „unmenschlich“ verfahren und sie abseits der

Gesellschaft quälen bzw. mästen lassen. Jeder humane bzw. mitfühlende Gedanke dem Tier gegenüber würde ein schlechtes Gewissen erzeugen. Wie grotesk wirkte da der Protest unserer Gesellschaft, als sie erfuhr, daß in China auch die Hunde auf die Schlachtbank müssen.

Wer Fleisch und Fisch vom Speiseplan nicht streichen will, der soll diese Speisen auf einmal die Woche beschränken. Tierische Produkte lassen sich ohne Beilage wesentlich besser verdauen, weshalb wir wie in Teufels Not, das Fleisch und die Wurst besser essen ohne Brot (Trennkost).

Brot muß aus noch keimfähigem Getreide, zuvor fein zermahlen, hergestellt sein. Bio-Läden erfüllen in der Regel dieses Kriterium.

Auf keinen Fall dürfen sich ganze Körner im Brot befinden. Nur bestimmte Vögel sind in der Lage, Körner zu verdauen, denn die haben ihr eigenes Mahlwerk im Magen, indem sie zusätzlich kleine Steinchen schlucken.

Frisches Obst zweimal am Tage ist obligatorisch, darf aber nicht überwiegen. Frischkäse liegt leichter im Magen als Hartkäse. Meiden Sie es, große Mengen auf einmal zu essen. Nach dem Essen dürfen kein Völlegefühl, Sodbrennen oder andere Sensationen entstehen. Problematisch wirken sich auf unseren Körper die erhitzten und denaturierten Fette aus, weshalb Sie diese so gut wie möglich meiden sollten.

Bioläden führen eine bessere Lebensmittelqualität als konventionelle Geschäfte. Aber auch hier gilt: Augen auf beim Essenskauf! Einiges in den Regalen hat keinen gesunderhaltenden Wert. Glas- und Blechkonserven[86], Fertiggerichte, Süßwaren, Instant-suppen, Fruchtsäfte, Brotaufstriche, Bio-H-Milch, Bio-Schmelzkäse, Nitrat, Nitrit - der EU-Biostempel ist die Druckerfarbe nicht wert. Er hat sowieso nicht den Anspruch eines gesunden Lebensmittels. Das wird von den Biofastfoodkonsumenten immer wieder falsch verstanden. „Bio“ verweist auf eine bestimmte Anbau- und Verarbeitungsweise, sonst nichts.

Das tägliche Essen sollte aus mindestens 70% frischer Rohkost bestehen, denn nur die lebendige Nahrung erhält uns gesund. Morgens oder abends einen Teelöffel lebendige Heilerde eingenommen, helfen die Giftstoffe im Darm zu binden und die Darmflora gesund zu erhalten.

Erwarten Sie von dieser Lebensweise keine Wunder, Sie haben damit aber eine gute Chance, das Rentenalter[87] zu erreichen, sollte sich unsere Umweltsituation und Lebensmittelproduktion nicht noch weiter verschlechtern.

Partnerschaft und Sexualität

Froh zu sein bedarf es wenig -, aber gerade dieses wenige stellt den Menschen vor ernsthafte Probleme. Der Ehrgeiz, alles nach Maßstäben gestalten zu müssen, läßt ihn an dem Ast sägen, auf dem er sitzt. Ein solcher Ast ist seine Sexualität.

Unsere Kultur hat den Versuch unternommen, durch Verzicht auf Sex den Menschen von seiner Erdenhaftigkeit zu befreien. Sexualität sei angeblich animalisch - etwas, das den Menschen von seinen göttlichen Bahnen fernhalten könne. Damit wurde die Verbindung zwischen Mann und Frau nicht nur gestört; dadurch entstanden auch einige neurotische Auffälligkeiten im Umgang mit dem Partner.

Die Sexualität unterliegt einem Reifungsprozeß, der bereits im frühen Kindesalter seinen Anfang nimmt. Unsere Sexualmoral läßt aber keine Entwicklung zu und damit bleibt der Heranwachsende mit seiner Sexualität alleine. In heimlichtuerischer Weise lernt er, wie seine Geschlechtsteile zu manipulieren, aber nicht, wie sie zu gebrauchen sind. Eine Sexualität, die sich nicht entfalten darf, verursacht neurotische Züge, weil der Mensch nicht lernen kann, was seine Sexualität ihm gebietet: den natürlichen Umgang mit dem anderen Geschlecht. Kommt der junge Mensch in ein Alter, das ihn dazu legitimiert, sein Geschlecht zu gebrauchen, haben sich bereits neurotische Züge fest etabliert. Ein Mann, von seiner sexuellen Not korrumpiert, lernt die Frau von seiner Begierde, aber nicht mehr von ihrem Wesen her zu schätzen. Goethe hat das in seinem Faust mit wenigen Worten treffend beschrieben:

"Du siehst mit diesem Trank im Leibe,
Helenen bald in jedem Weibe"

Manche Frauen neigen dazu, ihr sexuelles Empfinden zurückzuschrauben und werden frigide, oder ihre Geschlechtsorgane werden gegenüber dem Penis taub, weil sie gelernt haben, sich auf ihre Weise zu befriedigen. Unfähig, wie der korrumpierte Mann den Eros zu teilen, halten die Frauen Ausschau nach dem Mann, der ihnen wirtschaftlich Sicherheit verspricht und ihren Status durch sein Ansehen hebt. Nichts rächt sich aber so schnell wie ein fehlgeleiteter Eros. Niedergeschlagenheit und Unwohlsein nach dem Akt, gefolgt vom dringenden Wunsch, sich vom Partner abzuwenden, sind die Folgen mangelnder Liebe. Männer als auch Frauen werden davon befallen, weil sich in ihrem Innersten das berechtigte Gefühl erhebt, die Liebe verspielt zu haben. Geleitet von der Angst, alleine zu sein oder Sicherheiten aufzugeben, arrangieren sich beide miteinander, anstelle dem zu folgen, was sie ihre Gefühle lehren.

Um eine Beziehung festigen zu wollen, die eigentlich niemals bestand, versuchen schlechte Eheberater und Familientherapeuten einen Eros wiederzubeleben, den es so gar nicht gab. Weder Reizwäsche, Cunnilingus oder ähnliche Ersatzverlustierungen sind in der Lage, mangelnde Liebe zu kompensieren. Wo keine Seelenverbindung besteht, da helfen auch ausgeklügelte Sexualpraktiken nicht weiter. Wobei es auch wenige Ausnahmen gibt, wo sich Paare über die Sexualität ihre Partnerschaft erhalten. In aller Regel erfolgt aber auf die künstlich erzeugte Lust der Frust, wenn sich nicht eines Tages jemand anderes findet, mit dem man endlich teilen kann, was beide füreinander empfinden. Wer in einer Beziehung ohne Liebe lebt, sollte sich daraus befreien, bzw. die Konsequenzen daraus ziehen.

Hat die Beziehung Kinder hervorgebracht, ist es von größter Wichtigkeit, daß Mutter und Vater ihre Aufgabe als solche weiter erfüllen. Solange sich die Eltern im friedlichen Einvernehmen trennen, hat das Kind einen wesentlichen Streßfaktor weniger. Niemals aber darf man das Kind als Vertrauensperson mit hineinziehen oder die eigenen Nöte und Sorgen mit ihm teilen wollen, was bei alleinerziehenden Eltern immer wieder geschieht. Die negativen Folgen, die daraus entstehen, sind in den Büchern des Begründers der Systemtherapie Bernd Hellinger anschaulich beschrieben.

Es ist leider auch natürlich, wenn sich Eltern trennen. Verhalten sie sich zivilisiert und gehen vernünftig miteinander um und werden die Kinder nicht in etwaige Streitigkeiten involviert, dann sind die Trennungsschmerzen nicht so belastend wie sonst sooft. Und: Sie

können eine Partnerschaft beenden, aber niemals eine Familie auflösen, sondern nur eine gute oder schlechte Familie sein, auch wenn die Eltern an verschiedenen Orten wohnen. Bleiben sie also stets bemüht, trotz Trennung, eine *gute* Familie zu sein!
Wer einen Partner sucht, soll Versammlungsorte mit ausgerichtetem Partnerinteresse wie zB. Diskotheken, Tanzlokale und dergleichen meiden. Die Bandbreite an Menschen an solchen Orten ist sehr gering.

Auch die in Mode gekommenen **Paarungsdatenbanken** der Singlebörsen im Internet erfüllen die Erwartungen nur selten. Viele Teilnehmer halten sich dort aus Langeweile auf, gepaart mit Neugierde und leider auch Einsamkeit. Es ist durchaus interessant, was diese Menschen schreiben, was sie bewegt. Hilfeschreie verstecken sie in Worte. Die Kommunikation per PC vermittelt eine scheinbare Nähe, weil ein imaginäres Gegenüber entsteht. Wenn der Benutzer glaubt, Nähe zu spüren, ist er überwiegend mit sich selbst und seinen Sehnsüchten beschäftigt. Kommunikation via PC ist eine einseitige Angelegenheit und verlangt nicht das Einkalibrieren in die Individualität der anderen Person. Man muß nichts verstehen, sondern nur schreiben - braucht nicht zuhören, sondern nur antworten. Die Untertöne, die Mimik, die Lebenserfahrung, die Wertschätzungen usw., die das Wesen der anderen Person entscheidend bestimmen, spielen keine Rolle – denn es ist ja niemand da. Man stellt sich die Person, der man schreibt, so vor, wie man sie SELBST in diesem Moment glaubt zu brauchen. In der Masse scheinbarer Möglichkeiten wird der Einzelne zu einem Konsumgut und so entsprechend ausgesucht. Alles Menschliche und Verbindende verliert seinen Platz, weil das Wesentliche aufgegeben wird und sich durch eine Datenleitung auch nicht übermitteln läßt.

Die einfachste Möglichkeit, einen Partner zu finden, ergibt sich aus dem gesellschaftlichen Beziehungsgeflecht. Schrumpft dieses Geflecht, wird es für den Betroffenen immer schwerer, an neue Menschen heranzutreten. Außerhalb des Beziehungsgeflechts werden fremde Menschen als nicht einschätzbar und erst einmal als bedrohlich wahrgenommen. Wer nur über einen kleinen Bekanntenkreis verfügt, muß sich überwinden, um andere Wege zu gehen.

Ein sozialer Schmelztiegel ist die Straße. Da muß jeder hin. Hundert Frauen und Männer schauen sich Schaufenster an, die/der hundertundeinste „Sie! ....“Auf der Straße haben wir eher die Chance, die Menschen unvoreingenommen kennenzulernen. Das Kennenlernen muß aus spontaner Sympathie geschehen und darf nicht im voreingenommenen Auswahlverfahren erfolgen.

Wer einen Menschen auf der Straße finden will, muß lernen, aus der Masse herauszutreten, um dem Anderen als Einzelner zu begegnen. Zeigen Sie deshalb ruhig Profil, um Aufmerksamkeit zu erwecken. Machen Sie sich aber keine Versprechungen, die Sie nicht halten können. Wer mit Äußerlichkeiten wie Farbe, Schmuck, Kleidung, Titel udgl. zu beeindrucken versucht, wird immer nur auf Menschen stoßen, die an diesen Äußerlichkeiten hängenbleiben. Auch das Färben der Haare und Ändern ihrer Struktur mag zwar einen größeren Absatz versprechen, aber das Glück in der Liebe findet sich dadurch nicht. Denn die falsche Natur läßt die falschen Bewerber auf sich aufmerksam machen. Wer sich maskiert, verlernt zudem sich selbst und damit seine Qualitäten hervorzuheben. Wirkliche Liebe entsteht nur dort, wo die unverfälschte Gestalt und das innere Wesen sich zu erkennen geben. Ein kleiner Garderobefehler darf kein Abbruch sein. Er hält uns vielleicht den Menschen fern, der sich zu sehr für das Äußere interessiert und das Wesen der Person ignoriert. Fangen wir den Blick einer sympathischen Person ein, darf man sich ruhig getrauen, sie anzureden: „Wissen Sie wo, wie oder was ....?“, „Könnten Sie mir bitte sagen....?“ oder:„Haben Sie das eben auch gesehen....?“ usw. Die Ansprache muß eine einfache, aber auch umfangreiche Antwort ermöglichen, welche dem anderen die Möglichkeit gibt, zu kontaktieren. Wer Interesse bekundet, bleibt gerne für kurze Zeit stehen oder begleitet Sie ein Stück auf dem Weg. Er gibt ein freundliches Wort das andere und das Gespräch beginnt sich in die Länge zu ziehen, dann schlagen sie vor, sich zu setzen. Ist die Antwort kurz und konkret, dann bedanken Sie sich höflich und gehen weiter ihren Weg. Es zeugt von Dummheit und mangelndem Taktgefühl, sein Gegenüber wie ein Händler zu beschwatzen.

Das erste Rendezvous erfolgt an einem neutralen Ort, am besten draußen in der Natur, wo man miteinander alleine sein kann. Findet das erste Treffen in der eigenen Wohnung statt, so unterlasse man es, für Ordnung zu sogen, die es sonst auch nicht gibt. Alles, was die Realitäten zu verdecken sucht, bedeutet beider Schaden.

Scheint sich das Glück zu finden, so achte man auf Eifersucht. Eifersucht nimmt der Liebe Raum und fordert mit Gewalt die Leibeigenschaft, die daraus erwächst. In der gesunden Liebe gibt es aber keinen Besitz und keinen Machtanspruch. Von daher ist es wichtig, für jeden, der den Mut hat, eine Beziehung einzugehen, auch den Mut zu haben, eine Beziehung zu beenden und das so schnell als möglich, wenn sich Unzulänglichkeiten einstellen, mit denen man nicht leben kann.

Ob sich die Liebe auf festem Boden bewegt, zeigt der gemeinsame Sex, was aber kein Abbruch bedeutet, wenn es beim ersten Mal nicht funktionieren will. Leider sind viele Frauen nicht in der Lage, bei der geschlechtlichen Vereinigung zum Höhepunkt zu gelangen. Sei es, weil der Mann von Frauen nichts versteht, oder weil die Frau sich nicht getraut, eine für sie günstige Position zu beziehen. Erst nach dem Erreichen des Höhepunkts beim Sex kann man sich des Partners vergewissern. Der Blick in die Augen des anderen nach dem Akt offenbart alles. Denn nur aus der glücklichen Vereinigung zweier Menschen, die sich einander verstehen, erwächst nach dem Akt ein wahres und vollwertiges Gefühl, das sich in den Augen spiegelt. Wer nach dem Akt den Blickkontakt meidet, hat erfahren, wer nicht zusammen gehört.

Der Wunsch nach Kindern sollte erst dann geboren werden, wenn nach persönlicher und in diesem Zusammenhang dann auch erotischer Auslese der richtige Partner gefunden wurde. Jungfräulichkeit vor der "Ehe" mag zwar seine ideellen Werte besitzen, zum Gelingen einer dauernden Partnerschaft taugt sie nichts. Warum fällt es aber in puncto Sex so vielen Menschen immer noch schwer, oder es ist ihnen unmöglich, lebensvergällende Vorstellungen aufzugeben? Jeder würde es als unmenschlichen Gedanken empfinden, wenn man einem Kind das Essen zeitweise entzöge, um es für sein späteres Leben zu disziplinieren. Und dennoch ist es ein unmenschliches Los der Menschen, sich das Bedürfnis nach sexueller Liebe abzuerkennen und sich damit einreden zu wollen, etwas Schlechtes zu tun. So wirkt die Moral wie eine Zwinge auf unserer Seele.

Wer in der Angst lebt, Änderungen herbeiführen oder feststellen zu müssen, sein jetziger Partner bedeute ein Reinfall und nicht die Erfüllung, beginnt seine Sinne herunterzuschrauben. So kann er sich in seiner reduzierten Wahrnehmung einbilden, das Beste für sich getan zu haben und beginnt, seine Trübsal als Tugend zu preisen.

Der lebensbejahende Mensch wird sich aber weder von einer übersteuerten Moral zur Sexualität noch von seiner Versorgungsangst korrumpieren lassen, aber statt dessen, frei von allen Zwängen, in einer offenen und ehrlichen Art unter vielen den richtigen Partner für sich zu wählen wissen.

Wenn Beziehungen immer wieder scheitern, also wenn keine langfristige Beziehung hergestellt werden kann, dann ist die Ursache in der Kindheit zu vermuten. Weil dieses Thema immer mehr an Bedeutung gewinnt, habe ich es im späteren Kapitel „Der Egozentriker" gesondert bearbeitet.

Welchen Fehler begehen manchmal Menschen gleich zu Beginn einer Beziehung, wenn diese dann scheitert?

Um dies zu erörtern, wollen wir einmal die Freundschaft, die in der Regel heute wesentlich länger hält als eine Liebesbeziehung, der Liebesbeziehung also gegenüberstellen.

Für eine „Liebesbeziehung" gibt es ein inneres Bedürfnis, so, als wenn sich nach einer gewissen Zeit der Hunger meldet. Je stärker das Hungergefühl, um so weniger wird auf Vorlieben Rücksicht genommen. Ganz nach dem Motto: „Der Hunger ist ein guter Koch." Manche Menschen werden von dem inneren Bedürfnis nach Beziehung regelrecht ergriffen. Für die Freundschaft trifft das nicht zu. Gute Freundschaft, bzw. wahre Freundschaft basiert auf gegenseitigem Verstehen und Respektieren und nichts in der Welt zwingt uns dazu, sie einzugehen, noch besteht ein inneres Verlangen danach.

Anders die Liebesbeziehung: sie nährt sich aus inneren Bedürfnissen, wie zB. dem Wunsch nach Sexualität oder in ein partnerschaftliches Gefüge eingebettet zu sein. Der Wunsch nach einer Liebesbeziehung reduziert das Auswahlverfahren wie der Hunger das Essen. Das führt dazu, daß viele Menschen bereit sind, mit jemandem eine Liebesbeziehung einzugehen, aber beim Nichtzustandekommen dieser

Beziehung alle freundschaftlichen Züge vermissen lassen, in aller Regel die Beziehung sogar komplett abbrechen. Das bedeutet: wir sind durchaus bereit, jemanden zu „lieben“, dem wir noch nicht einmal die Freundschaft anbieten würden. Bei dieser Diskrepanz wird verständlich, wenn Goethe schrieb: „Prüfe, wer sich ewig bindet, ob er nicht was besseres findet.“ Für die Freundschaft wäre dieser Reim vollkommen unangebracht.

Aus Freundschaft kann Liebe werden, aber die Erfahrung zeigt, daß die Menschen, welche eine Liebesbeziehung suchen, den Weg der Freundschaft nicht gehen möchten. Sie betrachten diesen Weg als Zeitverschwendung. Sie erwarten statt dessen ein Kribbeln und Krabbeln im Bauch und warten auf ein heißes Gefühl, das den Körper durchzieht. Dieser Zustand, der alle weiteren Sinne reduziert, läßt sich durchaus mit einem Rausch vergleichen. Und der hat bekanntlich Katerstimmung zur Folge.

Wer nicht bereit ist, im Vorfeld eine Freundschaft zu pflegen, wird in der heutigen Zeit nur schwer eine dauerhafte Beziehung aufbauen können. Außerdem: Die gesellschaftlichen Verpflichtungen und die ökonomische Abhängigkeit bilden heute nicht mehr den Stabilitätspakt bisheriger Ehen.

Die Partnerschaft in der vorindustriellen Zeit

Hier möchte ich zu einem weiteren Kapitel übergehen, das beleuchten soll, weshalb eine Beziehung in der vorindustriellen Zeit trotz geringer Wahlmöglichkeit mehr Aussicht auf Erfolg versprach als heute. Einen wichtigen, bisher wenig berücksichtigten Faktor in der heutigen Beziehungsmisere hat die Industrialisierung mit sich gebracht. Vor der Industrialisierung, als die Menschen noch autark ihren Lebensunterhalt bestritten, arbeiteten die beiden Geschlechter Hand in Hand. Dabei waren sie nicht nur an Pflichten, sondern auch an Privilegien geknüpft, die man ihnen als Mann oder Frau zugesprochen hat. So war es üblich, daß bestimmte Tätigkeiten nur von Männern und andere nur von Frauen durchgeführt wurden. Diese Kompetenzbereiche waren jeweils für das andere Geschlecht tabuisiert. Das hatte den Vorteil, daß weder eine Einmischung noch eine Bevormundung stattgefunden hat. So waren mancherorts die Frauen für die

Kühe und die Männer für die Schafe zuständig. Nicht Gleichmacherei, im heutigen Sinne von Gleichberechtigung, sondern Berechtigungen gaben dem einzelnen Geschlecht Raum, Anerkennung und Würde. Die meisten Kompetenzbereiche standen in direkter Abhängigkeit zum anderen Geschlecht. Hat zB. der Mann die Schafe geschoren, dann wurde die Wolle von der Frau gewaschen, danach von ihm geraffelt und später von der Frau versponnen. Wurden neue Werkzeuge eingeführt, mit denen das andere Geschlecht besser umzugehen vermochte oder erforderten es die geänderten Lebensbedingungen, dann konnten die Zuständigkeitsbereiche auch einmal wechseln. Es gab also in dem Sinn keine auf das Geschlecht fest verankerte Tätigkeit; aber niemals übten beide Geschlechter die gleiche Tätigkeit aus.

In der Geschichtsschreibung, in Filmen und Romanen, welche eine solche Zeit zu rekonstruieren versuchen, wird in aller Regel dieses Wechselspiel von Mann und Frau nicht wahrgenommen oder ignoriert. In Filmen und Romanen wird sogar bewußt darauf verzichtet, wenn eine belastende Situation zwischen Mann und Frau dargestellt werden soll, weil sonst die negative Spannung zwischen beiden verlorenginge. Denn eine problematische Handlung benötigt problematische Situationen und Verhältnisse, also widernatürliche - auf der Basis der heutigen Arbeitsgestaltung und Lebensbedingungen. Haben die Frauen etwa die ganze bisherige Menschheitsgeschichte lang Streß und Demütigungen ertragen, um jetzt erst im Chor mit *Alice Schwarzer* aufzuschreien? So kann es ja wohl nicht sein. Es muß sich also erst in neuerer Zeit etwas Fundamentales zwischen die Geschlechter geschoben haben.

Der fundamentale Wandel zwischen den Geschlechtern hat erst mit der Industrialisierung stattgefunden. Das belegen eindeutig die vielen historischen Scheidungsdokumente. Sobald die industrielle Arbeit in einer Region ansässig wurde, gingen die Scheidungsraten sprunghaft nach oben. Die damals vorgetragenen Probleme und Beschwerden passen auch in die heutige Zeit.

Die Frauenbewegung hat den Fehler begangen, die Mehrbelastung der Frau in alle Epochen hinein zu projizieren, um damit den Mann als Schuldigen ausfindig machen zu können. Wenn das Fundament nicht stimmt, stürzen die Mauern ein und somit hat die Frauenbewegung nichts wirklich Nützliches gebracht.

Erst die Industrialisierung hat die Frau von ihrem angestammten Platz gedrängt und sie ihrer Würde beraubt. Diese Situation spitzt sich auch heute noch zu. Ein Mann, der für die Industrie zu arbeiten begann, konnte der Frau nicht mehr zuarbeiten. Die Frau blieb mit ihrem Aufgabenbereich alleine und mußte einen großen Teil der männlichen Tätigkeiten mit übernehmen, was eine erhebliche Mehrbelastung für sie bedeutete. Noch nicht einmal ihren Stolz durfte die Frau behalten, denn die Industrialisierung macht die Frau auch überflüssig.

In der vorindustriellen Zeit und in deren Anfängen konnte eine Familie nicht ohne das Zutun einer Frau überleben. Starb die Frau und es konnte keine andere an ihre Stelle treten, bedeutete dies das Ende der Familie, weil die meisten Männer außerstande waren, die Familie zB. mit Essen zu versorgen.[90] Ein Zustand, den wir auch im Tierreich wiederfinden. Heute liefert die Industrie das Essen, öffentliche Einrichtungen übernehmen die Kinderbetreuung[91] und bestimmen deren Lebensweg, und Dienstleistungsunternehmen versprechen einen besseren und billigeren Service, als wenn die Frau zu Hause bleibt.

Eine Frau, die zB. ihre Aufgabe im Erhalt der Familie durch häusliche Tätigkeit sieht, erhält wenig Aufmerksamkeit. Was eine Maschine oder Institution übernehmen kann, nimmt dem Tätigen Anerkennung und Lohn. Folglich geringschätzen selbst die Frauen ihre noch übrig gebliebenen Aufgabenbereiche[92]. Schlimmer noch, die Frau als Mutter, die ihre Tätigkeit nicht mit Stolz und Freude ausführt, kann der Tochter keine eigene Identität vermitteln.[93]

Geschlechtsgebundene Tätigkeiten stehen der industriellen Ökonomie im Wege, weshalb alles unternommen wird, um diese aufzuheben. Und wo dem nicht beizukommen war, wurde eine Quotenregelung eingeführt. Eine Frau oder ein Mann, der im häuslichen Bereich zurückbleibt, halbiert die Wirtschaftskraft, weshalb der Staat heute alles unternimmt, um beide in Lohnarbeit zu stellen. Verloren haben dabei die Frauen. Ökonomie steht unter dem Vorzeichen des Mannes und somit findet sich die Frau in einer reinen Männerwelt wieder, in der sie keinen eigenen Raum für sich beanspruchen kann. Nicht mehr das sich ergänzende Nebeneinander bestimmt heute die Geschlechter, sondern das konkurrierende Miteinander.

Was die Frau vom Mann noch unterscheidet, sind ihre Geschlechtsteile. Verlieren die an Attraktivität, büßt die Frau auch noch diesen Wert ein. Die kosmetische Industrie und die Schönheitschirurgen wissen das zu schätzen. Erst als die Lebensbereiche der Frau aufgelöst waren, konnte sich eine sexistische Gesellschaft etablieren. Stieg früher die Frau in der Gunst der Männer durch ihre weiblichen Begabungen, vermehrt heute die sexuelle Attraktivität den Absatzwert. Um Aufmerksamkeit zu erlangen, folgen die meisten Frauen diesem Sexismus bereitwillig, der aber keinen echten Wert verschafft. Dazu ist Sexismus viel zu unbeständig. Das Bindeglied Sexualität verfügt über eine kurze Dauer und stellt eine hohe Anforderung an die Frau, aber auch an den Mann. Eine aufreizende Frau, die sich als Niete entpuppt, läßt vermehrt negative Emotionen entstehen, weil die sexistische Übertreibung nichts daran ändert, daß der Mann sich dann doch etwas mehr verspricht.

Eine Partnerschaft, die eine geschlechtsgebundene Arbeitsteilung kennt, hat auch heute noch die Chance, stabil zu bleiben.[94] Das soll nicht heißen, wenn beide in Lohnarbeit stehen, daß sich die Frau für den Abwasch zuständig erklärt und der Mann für die Bierflaschen. Die Frau kann das Gemüse kaufen, der Mann kann es reinigen, die Frau kann es zubereiten, der Mann deckt derweil den Tisch, die Frau serviert und der Mann räumt nach dem Essen alles wieder weg. Alles muß seine gleichbleibende Ordnung behalten. Dieses Wechselspiel ist auch notwendig bei Paaren, bei denen ein Partner zuhause bleibt und der andere zur Arbeit geht. Lediglich die Lohntüte abzuliefern und zu sagen: „Ich habe damit meinen Anteil geleistet“, reicht nicht aus. Auch nicht, wenn einer das Haus baut und der andere den Haushalt führt. Nur das gegenseitig aufeinander abgestimmte Wechselspiel, aus dem ein Ganzes entsteht, verbindet die Menschen miteinander. Die Essenszubereitung und das Bauen sind zwei Bereiche, die für sich alleine bestehen, auch wenn der eine mitwohnt und der andere mitißt. Dadurch entsteht noch keine Verbindung, sondern höchstens Abhängigkeit. Die Lösung lautet: wir haben gebaut, wir haben das Essen bereitet, wir haben die Kinder erzogen, wir haben unseren Garten bestellt usw. und zwar jeder mit seinem eigenen Arbeitsanteilteil, ohne den das ganze hätte nicht entstehen können.

Auch in der lohnabhängigen Arbeit sind die Menschen auf dieses gegenseitige Wechselspiel angewiesen. Äußerst wichtig in der Arbeitsteilung ist allerdings auch, daß die Arbeitsbereiche deutlich voneinander getrennt verlaufen, ansonsten führt das immer zu Einmischung und Streitigkeit. Wo das nicht funktioniert, kommt es auch in einem Betrieb schnell zu einer schlechten Stimmung. Jeder soll den Aufgabenbereich wählen, der ihm einfach fällt. Erst wenn beide versuchen, sich gegenseitig das zu nehmen, was dem anderen Mühsal bereitet, erwächst Achtung, Respekt und Dankbarkeit.

Ohne Arbeitsteilung stellt sich früher oder später jeder der Beteiligten die Frage nach dem Sinn des weiteren Zusammenlebens. Selbstsüchtige Besitzansprüche wie Versorgungsangst und sexuelle Triebimpulse bilden dann noch das Band der meisten Beziehungen. Da bleibt es nicht aus, daß sich die Partner ständig piesacken und sich gegenseitig Vorwürfe machen müssen.

Mir ist bewußt, um einer eventuellen Kritik vorzubeugen, daß eine geschlechtsgebundene Arbeitsteilung nur bei sozialkompetenten Menschen gut funktionieren kann. Der Mensch gleicht in seinem Sozialverhalten dem eines Herdentieres. Frauen haben die Eigenschaft, sich zu integrieren und besitzen deshalb eine friedlichere Natur. Der Mann dagegen ist stets bemüht, sich ein eigenes Territorium zu schaffen. Sobald er unbeobachtet bleibt und keine Sozialkompetenz entwickelt hat, versucht er Fremdes zu zerstören und der Frau durch Vergewaltigung habhaft zu werden. Ein Verhalten, das wir auch bei versprengten männlichen Herdentieren finden. Diese primitiven Strukturen sind auch in unserer Kultur latent existent und brechen immer mal wieder durch. Insbesondere bei kriegerischen Auseinandersetzungen zeigt sich, wie archaisch viele Menschen noch veranlagt sind. Ein niedriger Geist, der sich der Arbeitsteilung entzieht, ist nicht nur für die Frau, sondern auch für die Gesellschaft eine Katastrophe.

Die Frau braucht ihre ihr zugeteilte Rolle im Haushalt nicht beizubehalten. Die Haushaltsführung bereitet ohne Arbeitsteilung nur Verdruß. Wer möchte sich auch mit einem Arbeitsbereich identifizieren, der nur aus Wiederholungen von Bedienfeldern besteht. Ob Partner, Küchengerät oder Rührfertig[95], alles bewirkt mit der Zeit den gleichen Frust. Zu einer Zufriedenheit gelangt der Mensch erst dann, wenn durch sein Zutun das Umfeld Gestalt annimmt und wächst. Wie soll das aber funktionieren, wenn schon alles fertig bezogen wird? Nicht nur in der Straßenrandbepflanzung von Flensburg bis Freiburg sehen wir keinen Unterschied mehr, auch das Wohnumfeld, die Wohnräume und die Gärten erstarren in einer nie dagewesenen Monotonie. Die Tatsache, daß Monotonie und Depression Geschwisterpaare sind, bedarf wohl keiner weiteren Erklärung. Wie soll in einem solchen Umfeld der Mensch noch zu sich selbst finden, als daß es mehr ist, als nach getaner Lohnarbeit darin abzuschalten? Die Haushaltsführung in einer Behausung, die keine Zukunft verspricht, verstärkt weiterhin die Frustration. Durch das Fernsehen versucht man dem dann wieder entgegen zu treten. Mit Sucht, und sei es nur die Fernsehsucht, lösen wir die Probleme aber nicht, sondern siechen dahin, woraus sich das Wort Sucht auch ableitet.

Nicht selten wird ausgerechnet dort investiert, wo es am unerträglichsten ist. ZB. in neue Einrichtungsgegenstände aus dem Möbelhaus. Weil man die Dinge selbst kauft, glaubt man im Eigenen zu wohnen. Das ist aber ein fataler Irrtum, was den Teufelskreis schließt. Etwas anders wäre es bereits, wenn wir ein Möbelstück nach unseren Wünschen fertigen lassen, denn nicht alles muß und kann selbst geleistet werden. Zumindest sollten die wichtigsten Haushaltsgegenstände eine persönliche Note tragen und das haben Konsumgüter in der Regel nicht.

Wer in Lohnarbeit steht, sieht seinen Vorteil gegenüber dem, der im Haushalt bleibt, darin, daß er über eine finanzielle Entlohnung verfügt, die ihm angeblich Vorteile verspricht. Wer sich aber im häuslichen Bereich als geschickt erweist, die meisten Gegenstände seine eigene Handschrift tragen läßt, einen Gemüsegarten pflegt, im Herbst seine Feldfrüchte erntet, die ihn sich unabhängig fühlen lassen, den Kindern ein Lehrmeister sein kann und mit seinem Scheiden auch ein wertvoller ewig gültiger Erfahrungsschatz verlorengeht, der kann doch auf einen solchen Lohnarbeiter nur verständnislos herabblicken.[96] Was nutzen die eingetrichterten Lerninhalte, selbst wenn einer drei Berufe studierte, die in wenigen Jahren keiner mehr braucht, nur um bei der Weltfirma Ohwiedumm am Computer sitzen zu dürfen.
Zusätzlich wird heute von diesen bedauernswerten Menschen in

gewisser Art „Flexibilität“ abverlangt, was nur zeigt, für wie wertlos sie gehalten werden. Der abhängige Mensch wird beliebig. Mit zunehmendem Alter werden diese Leute an den Rand gedrängt und aussortiert, denn wozu soll ihr stets überholtes Wissen wohl noch taugen. Und weil solche Menschen nur langweilen, gehen diese Plastikmenschen am besten gleich nach der Rente ins Altenheim. Wer das Karussell der Rotation betrat, wird nicht nur beliebig, sondern hat sich auch zu einer Last für die folgende Generation gemacht. Deshalb bugsiert ihn die Gesellschaft am liebsten in ein Altersheim, daß die Dienstleistungssektoren in Lohn und Arbeit stehen, sofern das Geld des Alters-vor-Sorge-Sparstrumpfes vorhanden ist. Wer selbst haushält, hat diese Sorgen nicht. Selbstverständlich gibt es auch kreative Lohnarbeit, in der sich der Mensch wiederfinden kann - aber nur für wenige.

Was sich heute zwischen den Geschlechtern entwickelt, kann so nicht bestehen bleiben und wird zu einem späteren Zeitpunkt einen weiteren und besseren Entwicklungsstand haben, auch wenn in der Zeit der Umstrukturierung noch Unbehagen herrscht und sich die heutige Situation erst einmal weiter zuspitzen wird.

Wo gemeinsame Ziele in der Beziehung fehlen, kommt erschwerend noch hinzu, daß jeder der Beteiligten seine eigene Vorstellung darüber entwickelt, wie sich eine Beziehung zu gestalten hat. Abweichungen davon werden auf Dauer als störend empfunden. Worüber man zu Beginn noch hinwegsehen konnte, bedroht nach und nach das Bild von Gemeinsamkeit. Die Paare werden sich überdrüssig, und abfällige Bemerkungen, auch im Beisein von Anderen bleiben nicht aus.

Wer mit seinem Partner einen gemeinsamen Bezugspunkt für die Zukunft findet oder hat und für den jeder seinen ganz persönlichen Beitrag leistet, denjenigen braucht das gesamte Thema nicht tangieren.

Der Egozentriker

Achtung: Die Begriffe Egozentriker, Borderliner, Narzißt usw. sind letztendlich alle mit größter Vorsicht zu betrachten. Bestimmte Verhaltensweisen, die wir bei ihnen auch entdecken, können sogar der Klassifizierung widersprechen. Letztendlich bedarf jeder Mensch einer individuellen Betrachtungsweise. Sind die angeblich psychisch kranken Menschen wirklich krank, oder reagieren sie nur unbewußt auf ein krankes Umfeld? Sind sie also nur als Symptomträger zu bezeichnen, wie uns das bei Kindern auch sehr oft begegnet? Auch dieser Frage muß immer ernsthaft nachgegangen werden.

Ihrer angeblichen Selbstsucht wegen wird über Egozentriker viel geschimpft. In Wirklichkeit sind das aber ganz arme Menschen und weniger selbstsüchtig, als es vielleicht den Anschein hat. Der Mensch wird nicht zum Egozentriker erzogen, denn er kommt mit einer egozentrischen Haltung auf die Welt und muß dann lernen, sich seinen Mitmenschen anzuvertrauen. Sozial eingebettet hat der Mensch bereits mit sechs Jahren einen Großteil dieser Haltung aufgegeben. Viele vernunftwidrige Verhaltensweisen entsprechen bei einem Egozentriker diesem Altersbereich. Wendet er sich zB. von einem ab, dann ist der andere für ihn nicht mehr existent oder die eigenen Emotionen nehmen ihn so sehr in Besitz, daß ihm der Blick zum Überwinden selbst kleinerer Hindernisse verwehrt bleibt. Bei genauer Beobachtung wird man beim Egozentriker immer wieder das kleine Kind in ihm entdecken. Er agiert nach Vorgaben und stereo-typischen Mustern. Deshalb ist von einem Egozentriker auch kein lösungsorientiertes Handeln zu erwarten, denn die Emotionen verhindern ein klar strukturiertes Denken.

Auf Grund kindlicher Traumata hat der Egozentriker seine Wahrnehmung nicht nach außen gerichtet und nimmt sein Umfeld nur oberflächlich war. Die ständige Sorge um sich selbst, die im Kindesalter durchaus einmal berechtigt war, läßt die Auseinandersetzung mit dem anderen auch nicht zu. Einfühlungsvermögen und der Sinn für andere Lebensformen sind ihm fremd. Wenn andere Menschen nicht nach seiner Vorstellung denken oder handeln, ist er kategorisch intolerant. Die fehlende Selbstkritik führt dazu, daß sich der Betroffene seine

Störung als besondere Individualität interpretiert. Diese Kartenhaus-Individualität will er natürlich schützen. Prinzipiell hat der Egozentriker natürlich recht mit seinem Wunsch nach Anerkennung, nur verhindert sein Verhalten den unabdingbaren Humor, um mit sich selbst und den Mitmenschen auszukommen.

Wenn im späteren Leben versucht wird, eine seelische Nähe aufzubauen, läuft die Angst davor parallel, vom anderen assimiliert zu werden und sich selbst aufgeben zu müssen. Gleichzeitig aber besteht eine Angst vor dem Verlust der Nähe zu anderen. Nicht selten entwickelt sich daraus die heute als Borderline- Syndrom bezeichnete psychische Störung. Alles in seinem Leben ist bedroht, weil ihm das Urvertrauen fehlt, das er als Kind nie haben durfte. Der Egozentriker neigt zum Fundamentalismus. Fehlendes Gottvertrauen wird zB. mit religiösem Fundamentalismus kompensiert, oder ein Atheismus ist solcher Natur. Damit verbaut er sich die ruhende Mitte und kann keinen Seelenfrieden finden. Überhaupt besteht seine Sichtweise aus Schwarz und Weiß. Innerhalb einer Beziehung ist er beleidigend und ungerecht, um sich vor allzu großer Vereinnahmung zu schützen und um sich nicht erniedrigt zu fühlen. Manchmal stellt er Forderungen, die im gleichen Atemzug auch schon wieder abgelehnt werden. In der Öffentlichkeit bemüht er sich darum, lieb und angepaßt zu erscheinen und erntet dafür nicht selten viel Lob. Die eigentliche Dramatik findet in den eigenen vier Wänden statt und bleibt damit der Öffentlichkeit verschlossen. Im Privaten erwartet er, daß man ihn so anerkennt, wie er ist und pocht auf seine Individualität, die aber in Wirklichkeit keine eigenständige Qualität hat. Seine Individualität ist ihm deshalb so wichtig, weil man seine kindliche Persönlichkeit ignorierte und ihn so bei der Persönlichkeitsentwicklung behinderte. Sie ist ein Nachholbedarf.

In seiner Grundstruktur gleicht ein Egozentriker wie ein Ei dem anderen. Sein gesellschaftliches Leben ist ein Zwang, das nach festen Mustern abläuft. Zu Beginn einer Beziehung kann er sehr nett und charmant sein, aber nur für eine kurze Zeit. Er leidet oft unter Verlassenheitsangst, wie auch unter der Angst vor zu großer Nähe, weil er sich immer einen Weg offen halten muß. In seinem Kopf träumt er von einer märchenhaften Beziehung, die von einem idealen Partner abhängig ist, für den er immer bereit sein muß, sollte er ihm einmal begegnen.

Er hat aber auch Angst vor dem Alltag, Angst in ein starres Muster zu verfallen und überrollt zu werden, weil er seine Wünsche nicht zu äußern und auf normalem Wege durchzusetzen versteht. Auf Kritik reagiert er unangemessen impulsiv oder er beginnt innerlich zu erstarren, manchmal auch mit einem freundlichen Lächeln im Gesicht. Es ist ein Lächeln ohne Teilnahme. Die Entwertungen, die der Egozentriker früher hinnehmen mußte, lassen einen normalen Umgang mit Kritik nicht zu. Auch daß er sich nicht entschuldigen oder weinen kann, weist auf einen Seelenpanzer hin, den er sich zum Selbstschutz einmal angelegt hat.

Fühlt er sich überfordert, sind seine Gedanken ein Konstrukt seiner Emotion - irrational und für den normalen Menschen kaum nachvollziehbar. Ein solches Denken führt zu keiner Lösung und verschlimmert die bestehende Situation. Die einzige Möglichkeit, die der Egozentriker für sich selber sieht, ist sich so schnell als möglich aus der belastenden Situation zu entziehen.

Werden bedürfnisrelevante Zustände in den ersten Lebensjahren nicht erreicht, also wenn zB. die kindlichen Bedürfnisse keine Berücksichtigung finden oder eine verläßliche Nähe nicht genügend hergestellt wird, dann kann der Mensch auch in seinem späteren Leben kein vertrauensvolles Verhältnis mehr aufbauen. Das Vertrauen schaffende Gefühl, irgendwo aufgehoben zu sein, stellt aber ein Grundbedürfnis der Menschen dar. Deshalb versuchen diese Menschen dann immer wieder mit ihrem Verhalten eine Situation herzustellen, die an die problembehaftete Ausgangslage ihrer Kindheit anknüpft. Diese Wiederholungen dienen dem Versuch, das Problem zu lösen, natürlich vergeblich, denn es muß mißlingen, weil die Handlungen unbewußt bleiben, und das Umfeld nicht adäquat auf so ein Benehmen reagieren kann. Wer als Kind keine echte Zuwendung erfahren hat, wird zB. seinen Partner immer wieder in Frage stellen und ihm Liebesbeweise abverlangen. Was sich diese Menschen wünschen, hat oftmals den Anschein widersprüchlicher Natur. Wenn sie wütend und ungerecht sind, wollen sie in den Arm genommen werden - weil sie dann wieder unter der selbstgemachten Distanz leiden, die sie an ihre kindliche Frustration erinnert, nämlich fehlende Zuwendung. Oder - auch wenn sie lieben, brauchen sie Distanz, wollen „in Ruhe gelassen werden“, denn interaktive Auseinandersetzung fordert auch immer Auseinandersetzung mit sich selbst. Werden sie zu einer Auseinandersetzung gezwungen, kann das bei einer ausgeprägten egozentrischen Störung zur absoluten Gleichgültigkeit gegenüber dem Partner führen und sogar zu Haßgefühl. Das erlaubt er sich aber meist nur dann, solange der Verlust des Partners nicht droht oder wenn ein neuer Partner in Aussicht steht. In den meisten Fällen sind die Verhaltensweisen unterschwellig und verdeckend und bleiben diesbezüglich erst einmal getarnt. Außenstehende geben diesen Leuten nicht selten auch noch recht, denn auch dumme Handlungen haben ihre Logik.

Leider werden solche Beziehungsstörungen immer häufiger. Ein Arbeitsalltag, der keine Zeit mehr für die Familie läßt, mit sich selbst überforderte Eltern, ein Heranwachsen ohne feste Bezugsperson wie zB. durch Tagesmütter, Kindergrippen oder Ganztagskindergärten sind nicht unschuldig an dieser Situation. Hinzu kommt noch, daß sich viele Eltern nicht mehr imstande fühlen, ihren Kindern die Einhaltung von Verhaltensregeln abzuverlangen. Was hier fälschlicherweise als Toleranz ausgelegt wird, ist eine Entwertung des Kindes, weil die eigentliche Grundhaltung der Eltern mangelndes Zutrauen ist. Mangelndes Zutrauen ist es auch, wenn die Kinder mit Konsumgütern überschüttet werden, weil man glaubt, das Kind könne darauf nicht verzichten. Oder die Kinder werden unentwegt für Dinge gelobt, deren es kein Lob bedarf. Später merken sie dann, daß Lob einer Leistung bedarf, mit der sie sich dann überfordert fühlen. Es müssen also nicht immer traumatische Erlebnisse sein, damit der Mensch kein Selbstvertrauen entwickelt. Überhütung, übertriebene Umsicht und unangebrachtes Loben wirken sich ebenso negativ aus, denn auch hier erfahren die Kinder eine nicht ernsthafte Achtung ihrer Persönlichkeit und Hinwendung mit wirklichem Interesse. Wer bis zur Einschulung keine vertrauensvolle Beziehung aufbauen konnte, dem wird spätestens jetzt der letzte Riegel vorgeschoben. Bis auf die sehr guten Schüler sind die Kinder dann ständig der Gefahr einer Entwertung ausgeliefert. Daß sich daraus keine selbstbewußten Menschen entwickeln, die dem Weltenlauf vertrauen können, liegt auf der Hand. Egozentriker gibt es immer mehr. Ein Nährboden, auf dem sich viele weitere Verhaltensstörungen aufbauen: zB. Amokläufer, Psychopathen, die gefährliche Dinge entwickeln oder die Natur zu manipulieren versuchen. Wut packt mich, wenn ich nach der Katastrophe die scheinheiligen Kerzenanzünder und Gedenkminutenhalter sehe.[98]

Diskutieren Sie mit keinem Egozentriker, gehen Sie auf keine Meinungsverschiedenheiten ein. Lassen Sie so gut es geht die Probleme auf sich beruhen, klagen Sie ihn niemals an und erklären Sie sich nicht, denn der Egozentriker wird prinzipiell alles als Angriff gegen sich selbst betrachten und wenn Sie es noch so gut mit ihm meinen und es ihm noch so verständlich erklären. Ein Egozentriker fühlt sich immer bedroht. Von seinem Partner erwartet er ein Spiegelbild seiner selbst, was eine harmonische Partnerschaft natürlich unmöglich macht. „Du bist nicht wie ich!“ wird man von ihm des öfteren zu hören bekommen. Wer mit einem Egozentriker auskommen möchte, sie können auch sehr liebenswerte Seiten haben, von dem wird sehr viel Disziplin und innere Stärke abverlangt. Wer Schwäche zeigt, hat von vornherein bei einem Egozentriker verloren, denn der sucht trotz seines Strebens nach Unabhängigkeit eine feste Hand, die ihn führt. Mit diesen schwer zu vereinbarenden Widersprüchen hat der Egozentriker ständig zu kämpfen, denn zum einen sucht er noch immer die kindliche Geborgenheit und auf der anderen Seite versucht er krampfhaft sich zu behaupten. Eine Zerreißprobe, die ihm sehr viel Kraft abverlangt und immer wieder zu Erschöpfungszuständen führt. Läßt seine Kampfkraft nach und er beginnt zu resignieren, folgt darauf die Depression.

Also der Märchenprinz oder die Prinzessin wird nie gefunden, das wäre ja auch ein zu einseitiger Akt, denn auf Grund ihres Verhaltens sind sie nun wahrlich keine Traumpartner. Das bedeutet, daß keiner die egozentrische Haltung kompensieren wird. Der Wunsch nach emotionaler Nähe, dessen Erfüllung durch die ambivalente Zerrissenheit unmöglich ist, hält die emotionale Distanz vom Partner aufrecht, weil der Prinz oder die Prinzessin ja noch kommen könnte. Diese permanente emotionale Unbefriedigtheit führt nicht selten zu einer kompensierenden Steigerung der sexuellen Körperlichkeit. Diese Einseitigkeit interpretiert sich der Egozentriker als sexuelle

Abhängigkeit, die er dem Partner vorwirft und sogar als Trennungsgrund instrumentalisiert. Hat die partnerschaftliche Beziehung ein Fundament, ist die Trennung nicht von Dauer. Denn das erwähnte scheinbare solitäre körperliche Verlangen ist auch immer ein seelisches Verlangen.

Entwickelt man Verständnis für sein Verhalten und reagiert, wenn es notwendig erscheint, mit Rückzug, ohne ihm die Tür zu versperren, dann findet der Egozentriker mit der Zeit Vertrauen in sich selbst und die Beziehung wird somit auch ruhiger. Seine größte Angst ist, daß er wirklich verlassen wird, auch wenn er sich immer wieder dazu gezwungen fühlt, dies zu provozieren.

Wurde der Egozentriker zu einem verwöhnten Kind erzogen, dann ist er ein Nimmersatt, dessen Hunger man irgendwann nicht mehr befriedigen kann. Wer seine Erwartungen nicht mehr erfüllt, wird stehengelassen, als hätte es ihn nie gegeben.

Wenn das Kind nichts von der Schwere des Lebens erfährt, und sei es nur durch Literatur, dann kann es die Privilegien, die es hat, nicht schätzen. Das sogenannte Undankbare Kind.

Will man sich aus der Beziehung eines Egozentrikers lösen, sollte man immer bedenken, daß die Argumente gegen ihn sowieso falsch interpretiert werden. Wirft man dem Egozentriker vor, daß er eine zu große Belastung für einen darstellt, bekommt er wieder nur bestätigt, daß ihn niemand liebt und er deshalb sowieso keinem trauen könne, also daß er sowieso moralisch recht habe. Aber wer die Liebe zu ihm nicht verneint und angibt, wegen der Liebe zu gehen, etwa weil er sich selbst nicht für gut genug hält, gibt ihm dann nicht diese Bestätigung und beläßt ihn in der Eigenverantwortung. Verläßt der Egozentriker seinen Partner, dann läßt man ihn besser gehen. Je gleichgültiger Sie seinem Weggang gegenüberstehen, um so wahrscheinlicher ist seine schnelle Rückkehr.

Ein Egozentriker ist im Vorfeld als solcher leicht zu erkennen, wir müssen ihn nur um etwas bitten, was von ihm eine kleine Mühe abverlangt. Für jemanden etwas tun, mit Ausnahme der eigenen Kinder, fällt dem Egozentriker schwer. Wobei er auch für seine Kinder kein wirkliches Mitgefühl aufbauen kann. Was nicht im eigenen Interessenszusammenhang steht, wird nur schwerfällig, oberflächlich oder gar nicht erfüllt. Diese Menschen sind so sehr durch eigene Sorgen blockiert, daß für alles andere kein Raum mehr bleibt. Ein Egozentriker ist nicht unbedingt ein Egoist, auch wenn es manchmal damit verwechselt wird, denn er kann auch sehr großzügig sein - wenn er sich damit nicht überfordert fühlt. Der Egozentriker ist auch kein Narzißt, denn er liebt sich nicht - und schon gar nicht uneingeschränkt und absolut. Und wenn er vor dem Spiegel steht, übt er die Korrektur.

Begegnet der weibliche Egozentriker einem Mann, von dem er sich Schutz und Behütung verspricht, regrediert er zum hilflosen Kind, um in ihm den rettenden Helden hervorzuwecken. Ist die Anfangsbegeisterung erst einmal verflogen, wird der vermeintliche Held auch schon wieder abgewertet und der vorausgegangene Eifer wird geleugnet.

Im allgemein tut man gut daran, sich nicht so sehr auf solch einen Menschen zu verlassen, seine Meinungen und Ansichten sind sprunghaft und äußerst temporär. Auch wenn es uns manchmal schwerfällt; Mitgefühl kann man haben, denn ein Egozentriker hat sich sein Schicksal nicht selbst ausgesucht. Er ist Opfer einer sich selbst versklavenden Gesellschaft geworden, durch irrationale Rituale und Zwänge. Er selbst leidet am allermeisten darunter.

Warum kommt es zu keinem Wandel bei so vielen geschundenen Seelen und warum spitzt sich die Situation verhaltensgestörter Menschen immer weiter zu? - muß man sich fragen. Es ist die angeborene Schutzreaktion des Menschen, wenn er beginnt, mit seinen Peinigern zu sympathisieren. Seelisches Leid läßt sich stillen, indem Unrecht in Recht umgedeutet wird. So werden zB. geschlagene Kinder im späteren Alter auch ihre Kinder schlagen, weil sie selbst geschlagen wurden. Die diskriminierende Schule wird damit gerechtfertigt, weil man sie auch durchlaufen mußte. „Mir hat es ja auch nicht geschadet“, bekommt man immer wieder zu hören. Und wie es ihnen geschadet hat! Obwohl ungefähr 70% des Lerninhalts der Schule nur Ballast war und sie auch heute noch keinen Sinn darin entdecken können, kommen sie nicht auf die Idee, ihre Kinder davor zu bewahren. Sogar die meisten Lehrer sind sich dieses Unsinns bewußt, nur wissen sie sich nicht dagegen zu wehren. Dieser Druck auf die

Lehrer, diesen Unsinn fortzuführen, geht auch sehr von den Eltern der Schüler aus. Sie würden am lautesten schreien, würde man die Last der Notengebung und die Wissensstopfmaschinerie von ihren Kindern nehmen. Was gibt es immer für ein Gezeter, fällt mal wieder eine Schulstunde aus, anstatt sich für seine Kinder zu freuen!

Nur jene, die das Unrecht und das Leid, das man ihnen angetan hat, nicht verdrängen oder nicht rechtfertigen wollen, können daran etwas ändern. Denn, wie schon erwähnt, wer seine Kinder schlägt, fühlt sich nicht mehr genötigt, böse zu sein auf jene, die ihn auch geschlagen haben. Wer geschlagen wurde und jetzt seine eigenen Kinder schlägt, hat mit seinen Peinigern inneren Frieden geschlossen.

Besonders schlimm ist es, wenn ein Schleier angeblicher Liebe über das Unrecht ausgebreitet wird. Das Kind leidet und kann keinen Schuldigen außer sich selbst dafür ausmachen - „Man hat es ja nur gut mit mir gemeint, und wer kann denn was dazu, daß ich so dumm und unbeholfen bin." Diese Kinder können nicht merken, daß das, was man von ihnen verlangt und was man ihnen antut, Unrecht ist, und so werden sie in ihrem späteren Leben auch das Unrecht vertreten, um wenigstens jetzt den von ihnen gewünschten Beitrag leisten zu können.

Will ein Egozentriker seine gestörte Welt verlassen, muß er sich dem Leben stellen. Er muß sich desensibilisieren, indem er unangenehme Situationen auszuhalten versucht, ohne gleich darauf zu reagieren. Entscheidungen sollte er nur dann treffen, wenn er innerlich ruhig geworden ist. Bevor er über etwas klagt oder jemanden beschimpft, muß er sich vorher fragen: „Habe ich meinen Wunsch klar und deutlich zum Ausdruck gebracht?" Denn die anderen sind nicht dafür da, um meine Wünsche zu erraten und müssen schon gar nicht durch Beschimpfungen oder meine schlechte Laune dazu animiert werden. Um die Sensibilität für die Mitmenschen zu schärfen, soll er sich in die Körperhaltung anderer Menschen hineinbegeben, um sich vorstellen zu können, was sie gerade fühlen. Er muß auch verstehen lernen, daß die an ihn gerichtete Kritik ihm Vorteile verschafft. Nur unverbesserliche egoistische Menschen kritisiert man nicht. Werde ich mir meiner Fehler bewußt, kann ich etwas daran ändern. Bei einer unberechtigten Kritik lernen wir das Problem des anderen kennen, das er mit uns und damit auch mit sich selber hat. Das nennt man Projektion oder man sagt auch: Der Mensch schließt von sich auf andere. Auch diese Erfahrung kann zu unserem Nutzen sein. Menschen, die sich an ihm schuldig gemacht haben, soll er sich vor Augen führen und sich dann fragen, wo er in ähnlicher Weise in diesem Bereich auch schon einmal schuldig geworden ist. Das ist ein schwerer Akt, den man erst einmal auf sich laden muß. Aber nur so sind Täter und Opfer miteinander zu vereinen, um wirklichen Frieden mit sich und den anderen zu schaffen. Der größte Feind des Menschen ist er sich selbst.

Die moderne Pflanzenzucht und der "Profit", den wir daraus ziehen

In Treibhäusern werden Gemüsepflanzen in wenigen Tagen bis zur Ernte herangezogen. Auf Erdreich wird dabei gänzlich verzichtet. Steinwolle oder Reagenzgläser bilden den Untergrund. Über eine Kamera wird das Wachstum der Pflanzen überwacht, gekoppelt an ein Computerprogramm wird der genaue Erntetag durch sondierte Nährstoffzufuhr bestimmt.

Damit sind die Pflanzenzüchter und Bio-Technologen noch nicht am Ende ihrer Kunst. Die Eigenschaft der Pflanze läßt sich verändern, indem man ihr Erbgut mit Strahlen oder erbgutschädigenden Giften teilweise zerstört. Die daraus entstandenen Mutationsschäden werden als Erfolg der Biotechnik gepriesen, kernlose Früchte sind dann das Ergebnis, um nur ein Beispiel zu nennen. Diese künstliche Mutation zählt zu den ungenauen und umständlichen Verfahren, weil sich der Erfolg erst nach längerem Selektionsverfahren zeigt.

Als effizienter erweist sich inzwischen die Protoplasmafusion. Hierbei wird von zwei verschiedenen Zellen die Zellwand beschädigt, die Kerne aneinander gerückt, wonach die Zellen miteinander verschmelzen. Mit etwas Nährlösung übergossen, entsteht so eine neue Pflanze. Dieses biotechnische Verfahren wird nicht als Genmanipulation bezeichnet, ist nicht verboten und daher gängige Praxis. Kreuzen läßt sich damit vieles, selbst Bakterien mit Pflanzen, um damit Krankheitsresistenz zu erreichen. Störend wirkt sich noch das ungewollte Erbgut aus, weshalb die Forscher immer noch auf die Genmanipulation drängen.[100]

Hybride Pflanzen sind schon lange auf dem Markt (*in Anlehnung an Hybris, die Tragik der Selbstüberhebung).* Hybride sind Mischlinge aus zwei verschiedenen Elternteilen, die unter natürlichen Bedingungen nicht entstehen.

Heute werden die Elternteile der Hybriden zuvor in permanenter Inzucht gezogen, damit auf beiden Seiten ein konstantes Erbgut entsteht. Diese nur künstlich am Leben zu erhaltenden Pflanzen werden durch artfremde Kreuzung wieder "lebensfähig ³" gemacht und wachsen nur noch mit viel Kunstdünger und Gift. Der „Vorteil" dieser Inzucht sind die gleichbleibenden Eigenschaften des Ernteertrags. Der wirtschaftliche Zweck liegt in der Möglichkeit der maschinellen Verarbeitung und diese jetzt einheitlich industrialisierten Erträge erfüllen die Norm der Handelsklassenware, zum Beweis liegen sie im Supermarkt millimetergleich in Plastikwaben. Herkömmliche Früchte scheiden damit automatisch aus. Vitalstoffe und Aroma sind für diese Industrie nicht mehr relevant. Der Mensch gewöhnt sich an den schlechten Geschmack und akzeptiert ihn. Kleine Äpfel würde er nicht mehr akzeptieren.

Die modernen Züchtungseigenschaften zeigen sich jedoch nur in der ersten Generation, das heißt, ein Nachzüchten von Hybriden ist nicht möglich, was den Absatz von modernem Saatgut garantiert, denn es muß also immer wieder neu gekauft werden. Handelt es sich um Gehölzpflanzen, die durch Stecklinge vermehrungsfähig sind, sichert das Patentrecht das Einkommen. Um alles noch effektiver zu betreiben, bedient man sich der Gewebekultur. Das Ausbringen von Saatgut zählt heute zu den umständlichen Verfahren. Ein Blatt im Mixer zerkleinert, danach mit einer Nährlösung übergossen, läßt aus jeder Pflanzenzelle eine neue Pflanze entstehen. Damit lassen sich Hybriden einfach vermehren und neue Sorten schneller produzieren. Gingen früher 25 Jahre ins Land, bis eine neue Sorte entstand, reichen heute schon drei bis vier Jahren aus. Wäre die Genmanipulation großzügig erlaubt, könnte man diesen Züchtungsprozeß noch mehr beschleunigen.

Die meisten Nutzpflanzen, die landesweit angeboten werden, dürften bereits den Biotechnologen zum Opfer gefallen sein. Selbst vor den Bäumen im Wald macht dieser Wahn keinen Halt. Die eßbaren Wildpflanzen haben die Pflanzenschänder ebenfalls im Visier, weil viele wertvolle Kulturpflanzen bereits kaputt gezüchtet oder der Sortenbereinigung zum Opfer gefallen sind. Wer diesem Wahn widerspricht, wird als einer von Gestern bezeichnet. Zukunftsmusik ist es, daß diese zur Nutzlosigkeit heruntergezüchteten Pflanzen den Geschmack künstlich im Labor zugesetzt und daß die fehlenden Vitamine durch Gentransfer wieder angehängt werden. Angereichert, zermahlen und konserviert wird uns dieses Gepansch als gesundes Menü serviert. Mittlerweile sind 90 protzend aller gekauften Lebensmittel das Werk von Lebensmitteltechnologen, modern „Food- Designer" genannt.

"Zurück in die Steinzeit mit dir" hat man mir nachgerufen, als ich entsetzt gegen diese Machenschaften bei einer Veranstaltung in der "Staatlichen Lehr und Forschungsanstalt" in Neustadt/Weinstraße bei Frau Dr. G. Krczal protestierte. Unter den anwesenden Teilnehmern war ich der Einzige, der sich empörte – ich glaube, der zuhörte und reflektierte. Der Mensch ist tatsächlich verrückt geworden, denn er hat die Basis zum natürlichen Leben verloren.

Im Zuge der modernen Pflanzenzüchtung finden wir im Stuhl der Menschen vermehrt unverdautes Pflanzenmaterial. Drehen Sie sich ruhig einmal um und schauen nach dem, was sie am stillen Örtchen hinter sich gelassen haben. Tomate oder roter Paprika lassen sich auf Grund der Farbe schnell ausfindig machen. Aber auch unverdaute Salatblätter werden sichtbar, wurden sie nur ungenügend zerkaut. Grund könnte die mangelnde Produktion von Verdauungsenzymen sein. Moderne Pflanzen lösen wahrscheinlich keinen, oder nur noch einen ungenügenden Reiz auf die Verdauungsorgane aus. Dieses nutzlos gewordene Zeug läßt unsere Verdauungsorgane einfach kalt. Bei einer schnellen Darmpassage reicht auch den Bakterien die Zeit nicht aus, die Pflanzenteile zu zerlegen. Schuld daran könnte aber auch die angezüchtete Keimresistenz der Pflanzen sein. Resistent sind diese Pflanzenteile dann auch gegenüber den Bakterien im Darm.

Gewiß, die Küche gestaltet sich dank moderner Pflanzenzucht sehr unproblematisch. An Stelle von Weißkohl können Sie auch einen

Rettich verwenden, oder eine Mohrrübe, haben Sie nur diese zur Hand. Jedenfalls vom Geschmack her ist manches Gemüse nicht mehr zu unterscheiden.

Die Qualität der Früchte wird von den meisten Verbrauchern nach dem Zuckergehalt bewertet. Süß muß die Frucht heute sein, nur dann ist sie gut. „Ananas extra süß“, wie ein Werbeslogan lautet; das ist sie tatsächlich, nur geschmacklich kann man sie als Ananas nicht mehr erkennen.

Leider spielt auch im Bioanbau der Euro eine größere Rolle als die Liebe zur Natur, weshalb in erschreckendem Maße auf biotechnisch veränderte Pflanzen zurückgegriffen wird. Warum das so ist, liegt zum einen an der Unreflektiertheit der Menschen und zum anderen an einer bis ins Detail ausgeklügelten Marktwirtschaft. Die auf Steinwolle gezogenen Pflanzen landen sogar mit Öko-Siegel in den Läden, wenn auf chemische Mittel verzichtet wird. Gurken, Melonen und anderes kernlose Obst spielen auf dem Biomarkt eine immer beliebtere Rolle und keiner fragt danach, wie so etwas zustande kommt. Woher hat denn der Bauer das Saatgut, wenn die Pflanze selbst keines mehr produziert? Wie kann man dann später eine Pflanze zB. noch als Rettich bezeichnen, wenn sie genau so schmeckt wie der Krautkopf, der daneben liegt?

Eines wird für die Zukunft sicher sein, gesundes Obst oder Gemüse muß man teuer erstehen oder selbst anbauen und vermehren, sollte das Saatgut überhaupt noch zur Verfügung stehen. Die Bioindustrie konnte mit Hilfe der Wissenschaftselite per Politik durchsetzen, daß alle alten Nutzpflanzen, die ab dem Jahr 1997 keine wirtschaftliche Bedeutung mehr haben, nicht mehr als solche verkauft werden dürfen[101]. Hier kann selbst die Mafia noch etwas lernen!

Beginnen Sie jetzt bitte nicht, nur noch über die Produzenten und ihre Handlanger zu schimpfen. Solange die Masse der Verbraucher diesen Dreck von der Lebensmittelindustrie so gleichgültig entgegen nimmt, die Expertenherrschaft niemand in Frage stellt und die Politik sich ungestraft dem Kapital anstelle der Agrarkultur zuwenden darf, fühlen sich alle bestätigt. Wer über die anderen schimpft, vergißt gerne seinen eigenen Beitrag, den er dazu leistet.

Wer gesund werden und bleiben möchte, für den reicht es heute nicht mehr aus, in den Bioladen zu gehen. Wir kommen nicht umhin, in die Natur hinauszugehen und die Wildpflanzen achten und schätzen zu lernen.

Warum bleiben die Menschen bei einer solchen Entwicklung nur stumm? An mangelnder Aufklärung kann es nicht liegen. Der Volksmund kennt eine Antwort darauf: „Ein voller Bauch studiert nicht gerne.“ - er denkt ungern über etwas nach. So hat die Zeit eine sich selbst entmündigende Gesellschaft hervorgebracht, die sich der Expertenherrschaft bereitwillig unterwirft. Das soll nicht heißen, den Rat des Experten nicht zu hören, er bedarf aber der Kontrolle des Volkes. Die Taschenlampenweisheit der Experten entwickelt sonst gefährliche Formen. Jeder vernünftige Mensch zB. zweifelt an der Harmlosigkeit von Zusatzstoffen in der Nahrung und trotzdem finden sie ihren Einsatz, nur weil Experten das Gegenteil behaupten. Politiker unterwerfen sich dem Expertendenken und geben somit ihre Verantwortung dem Volk gegenüber auf. Und wenn ein Zusatzstoff garantiert keinen Schaden hinterläßt, gehört er dennoch in kein Nahrungsmittel hinein, wenn ein Teil der Bevölkerung das nicht will! Die Lebensmittelindustrie hat nicht das Recht, darüber zu bestimmen, was der Einzelne ißt! Über elementare Dinge können nicht einzelne Menschen oder Industriezweige entscheiden.

Eßbare Wildkräuter

Die hier erwähnten Pflanzen stellen nur einen Teil der eßbaren Kräuter dar, die unseren Speiseplan bereichern.

Bei einigen Pflanzen haben wir zusätzlich noch eine gewisse "Arzneiwirkung". Sie sollen deshalb nicht bevorzugt in den Speiseplan mit aufgenommen werden. Ihre Berücksichtigung trägt aber dazu bei, unseren Körper rundum gesund zu erhalten. Auf eine erkennungsdienliche Beschreibung der Pflanzen wurde verzichtet, da Sie am Anfang ihrer Sammeltätigkeit einen geeigneten Pflanzenführer mit hinzuziehen sollten. Verwenden Sie dabei einen Pflanzenführer mit gezeichneten Bildern. Zeichnungen haben gegenüber Photos den Vorteil, daß die wichtigen Erkennungsmerkmale herausgearbeitet sind. Bei der Familie der Doldenblütler verlassen Sie sich besser nicht auf einen Bildvergleich. Bevor Sie zu ihrer ersten selbständigen

Kräuterexkursion aufbrechen, sollten Sie besser an einer Kräuterführung teilnehmen. Erweisen Sie sich bei der Führung nicht nur als guter Zuhörer; stellen Sie auch die für Sie wichtigen Fragen, wie zB. nach den typischen Erkennungsmerkmalen, nach der Möglichkeit einer Verwechslung und danach, welche giftigen Pflanzen es in dieser Pflanzenfamilie vielleicht gibt!

Zum Aufbewahren der Kräuter eignet sich ein großes Glas mit Schraubdeckel. Wenn Sie noch ein paar Wassertropfen in das Glas hineinträufeln, halten sich darin die Kräuter bis zu 3 Tage frisch. Schonen Sie beim Sammeln die Pflanzen soweit als möglich. Das verlangt schon der Respekt vor der Natur. Stehen die Pflanzen in lockeren Beständen, dann pflücken wir von jeder Pflanze nur wenige Blätter ab. Wurzeln werden nur dann ausgegraben, wenn eine hohe Bestandsdichte vorhanden ist. Messer und Schere bleiben beim Sammeln zuhause. Eine Schnittwunde heilt wesentlich schlechter als eine Rißwunde. Wer hat das nicht schon am eigenen Leib erfahren.

Nehmen Sie von ihrer Exkursion immer mal wieder Wildkrautsamen mit nach Hause und sähen Sie diese in Ihrem Garten aus. Manchmal lassen sich so schmackhafte Wildpflanzen direkt vor der Haustür ansiedeln.

Werden Sie beim Sammeln nicht leichtsinnig! Giftpflanzen haben weder einen besonderen Giftgeschmack, noch sind sie unbedingt bitter. Leider muß ich immer wieder von so gebrannten Kräutersammlern hören. Manche Menschen unterliegen der falschen Annahme: was schmeckt, eignet sich auch zum Verzehr. Ein Irrtum, dem nicht nur der Schlechtkostesser unterliegt. Herbstzeitlose, Fingerhut, Sumpfdotterblume, Wolfsmilch, Aronstab, Maiglöckchen usw. wären für manchen Gaumen wohlschmeckende Pflanzen. Entzündet der Aronstab bereits nach ein bis zwei Minuten ein heftiges Nadeln im Mund, bereitet die Wolfsmilch erst nach drei bis vier Stunden ein äußerst unangenehmes Kratzen im Hals. Diese Reaktionen sind immer noch harmlos im Vergleich zum Maiglöckchen, dem Fingerhut, der Herbstzeitlose, der Tollkirsche oder dem Schierling, um nur einige zu nennen, die in entsprechender Menge auch den Tod zur Folge haben. Wer einmal damit begonnen hat, Wildkräuter zu essen, kann giftige Pflanzen besser tolerieren, was aber nicht heißen soll, leichtsinnig werden zu können. Deswegen meine dringende Bitte: auch das Essen von Wildkräutern soll immer mit Kopf und Verstand geschehen!

Giftpflanzen kommen häufig in der Familie der Doldenblütler (Apiaceae) und bei den Hahnenfußgewächsen (Ranunculaceae) vor. Vorsicht ist auch bei Pflanzen mit einer parallelnervigen Blattstruktur geboten. Dazu gehören zB. das Maiglöckchen, die Herbstzeitlose oder der Weiße Germer. Die heimischen Pflanzenfamilien wie Lippenblütler (Lamiaceae), Kreuzblütler (Brassicaceae), Nelkengewächse (Caryophyllaceae), Gänsefußgewächse (Chenopodiaceae), Ampfer- und Knöterichgewächse (Polygonaceae) weisen nur wenige Giftpflanzen auf und diese bereiten nicht unbedingt ernsthafte Probleme, sofern sie nicht in großer Menge gegessen werden. Die Kornrabe stellt bei den Nelkengewächsen eine Ausnahme dar. Wer sich durch eine Pflanze vergiftet glaubt, soll drei bis sechs Teelöffel Heilerde einnehmen. Bei schweren Vergiftungserscheinungen ist unverzüglich bei der Giftnotfallzentrale Rat einzuholen und nicht beim Hausarzt.

Wer sich beim Essen von Wildkräutern besonnen verhält, hat nichts zu befürchten.

Geschmacklich variieren die Pflanzen mal mehr oder weniger. In seltenen Fällen ändern die Pflanzen an bestimmten Tagen komplett ihren Geschmack. Bei der Pfefferminze habe ich schon zweimal erlebt, daß sie bitter schmecken kann. Die Knoblauchsrauke erweist sich hier sogar als wahrer Wandlungskünstler. Wenn ich die Kräuter für zuhause sammele, teste ich vor der Ernte immer das Aroma, nämlich ob es mir heute auch gefällt. Wenn eine Pflanze Widerwillen erzeugt, wird sie nicht gegessen; ungeachtet ihres angeblichen Gesundheitswertes.

In früherer Zeit wurden die meisten Wildpflanzen nur bis zum 24. Juni (Johannestag) gesammelt. Danach wurden die Pflanzen als giftig bezeichnet. Zu weit hergeholt, wenn auch etwas übertrieben, war diese Behauptung nicht. Nach Johannis stellen viele Pflanzen ihr Wachstum ein. Nach Abschluß der Wachstumsphase wird in den Blättern der Pflanze ein Stoff gebildet, der eine Enzymblockade im Verdauungstrakt der Pflanzenfresser bewirkt. Junge Blätter schmecken deshalb immer besser als die alten Blätter. Aber auch die Ernte und der Transport wirken sich auf die Bildung von Enzymhemmern aus. Frisch gegessen schmecken die Pflanzen deswegen besser, als wenn wir sie erst mit nach Hause nehmen. Wachsen die Blätter nach der Ernte wieder nach, sind sie, solange die Wachstumsphase anhält, wieder frei von Enzymhemmern. Manche Pflanzen fangen erst nach Johannis an zu wachsen. Also keine Sorge, es steht immer genügend Grünzeug zur Verfügung. Schwierig wird die Versorgungslage in Deutschland mit Grünpflanzen in der Zeit vom ersten anhaltenden Frost bis Anfang März.

Kleine Wildkräuterkunde

Kleine Braunelle (Prunella vulgaris)
Auf mageren Wiesen, in manchen Gärten, auf dem Rasen und auf begrasten Waldwegen findet sich der dunkelblaue oder violette Lippenblütler recht häufig. Die jungen Blätter geben einen guten Salat und aus den Blüten sammeln die Bienen viel Honig. In Gärten eignet sich die Pflanze auch zum Einfassen von Rabatten. Ihren Namen erhielt die Pflanze, weil man sie in früherer Zeit zur Behandlung der sogenannten Halsbräune einsetzte, ein heute nicht mehr bekanntes Krankheitsbild. Krankheitsbilder haben auch ihre Zeit. Wir finden die Pflanze über die gesamte frostfreie Zeit, wobei sie nie gänzlich verschwindet.

Breit- Mittlerer- und Spitzwegerich
(Plantago major, media und lanceolata)
Alle Arten wachsen in Grasgärten, an Wegen und auf trockenen Weiden. Der Breitwegerich wächst auf verdichteten Böden, weshalb wir ihn meist dort finden, wo Menschen unbefestigte Wege passieren. Die Indianer bezeichneten ihn aus diesem Grund als die Fußspur des weißen Mannes, durch welchen er nach Amerika eingeschleppt worden ist. Es wird behauptet, daß der Breitwegerich nach Amerika eingeschleppt wurde, weil der Same an den Schuhen der Einwanderer klebte. Ich glaube eher, daß die Seefahrer den Samen als nahrhaften Proviant mit sich führten.

Alle Wegeriche werden vom Weidevieh gerne gefressen, und der Samen des Breitwegerichs liefert den Vögeln ein gutes Futter. Unter der Bezeichnung Flohsamen wird ein Produkt einer indischen Wegerichart in den Reformhäusern als Verdauungshilfe angeboten.

Wir verwenden dazu den Samen des Breitwegerichs, der uns kostenfrei zur Verfügung steht. Haben die Kinder erst einmal den angenehm nach Nuß schmeckenden Samen entdeckt, essen sie ihn immer wieder gerne. Die Samen werden schmackhaft, sobald sich die Ähre mit den Fingern problemlos abstreifen läßt.

Die Blätter der Wegerichgewächse sind allgemein kräftigend. Geschmacklich erinnern die Pflanzen an Champignon.

Immer wieder wird die gute Wirkung bei Insektenstichen gelobt, wenn wir etwas von dem zuvor zerkauten Kraut auf die Stichstelle legen. Selbst bei einem Bienenstich läßt der Schmerz sofort nach.

Vorzüglich ziehen Breitwegerichblätter, auf Geschwüre gebracht, den Eiter, wie ich das schon mehrmals beobachten konnte.

Der im nördlichen Deutschland auf salzigem Boden und an Meeresufern vorkommende **Meerstrandwegerich** (Plantago maritima) wurde früher von der Bevölkerung wie Salat und Kohl gegessen. Die Wegerichgewächse finden wir bis zur kalten Jahreszeit.

Giersch oder Geißfuß (Aegopodium podagraria)
Die Pflanze wächst bevorzugt an leicht beschatteten Stellen, an Waldrändern und zwischen lichten Hecken. Ihr Wurzelwerk bildet ein weitverbreitetes Netzwerk, und durch sein freudiges Wachstum ist der Giersch der Alptraum eines jeden Kleingärtners. In früherer Zeit galt Giersch als das Gemüse der armen Leute. Der Geschmack der jungen Blätter erinnert an Sellerie und Petersilie, weshalb sie auch als Salatwürze taugen. Ziegen und Hühner fressen das Kraut sehr gerne. Der Giersch diente früher zur Behandlung der Gicht, woraus sich sein Name ableitet (Giersch – Gicht - Geißfuß) und ihn als Heilpflanze ausweist.

Laut Literatur hat der Giersch einen Eiweißanteil von 7 %. Das möchte ich nicht ganz glauben, denn sein Saft hat keine klebrige Eigenschaft. Dennoch gehört der Giersch zu den wertvollen Gemüsepflanzen. Sind die Blätter rauh und hart geworden, mähen wir die Pflanze ab, worauf sich schnell neue Blätter bilden. Vom zeitigen Frühjahr bis zum ersten Frost bleibt uns der Giersch so als wohlschmeckendes Kraut erhalten. Sein Geschmack, die Blattform und sein typisches Auftreten dürften ihn unverwechselbar machen. Der unsichere Sammler könnte ihn mit den jungen Blättern des Bärenklaus und dem Engelwurz verwechseln.

Heckenkleber (Galium aparine),
auch Kletten-Labkraut genannt. Er findet sich stellenweise als sehr lästig empfundenes Kraut auf nährstoffreichen Böden, wo er die anderen Pflanzen zu überwuchern droht. Nicht selten entdecken wir ihn an schattigen Stellen mit der Brennessel vergesellschaftet. An seinen Blättern sind rückwärts gebogene kleine Häkchen, mit denen es sich an allen Gegenständen anhängt. Das Kraut wird vom Vieh gerne gefressen, hingegen sollen es Pferde unberührt stehenlassen. Klein gehackt gibt es ein sehr gutes Futter für junge Gänse. Die Wurzel dient zum Rotfärben, während man den Samen geröstet als Kaffeesurrogat benutzen kann. Der aus dem Kraut gepreßte Saft hat auflösende und harntreibende Kräfte, die namentlich in der Wassersucht gute Dienste leisten. Bei Ohrenweh stopfte man es sich früher in die Ohren. Das Kraut, zusammen mit dem sogenannten Schmeer zerstoßen und aufgelegt, soll angeblich Geschwüre und Fleischgewächse zerteilen. Zum Essen verlangen die rauen Borsten des Heckenklebers etwas Hornhaut auf der Zunge, wogegen er sich zum Auspressen von Säften vorzüglich eignet und immer mit berücksichtigt werden soll. Mitte Juli beginnt die Pflanze bereits zu welken.

Labkraut (Galium verum und mollugo)
Das gelbblühende Labkraut, auch echtes Labkraut genannt, taucht im Sommer die Wiesen in einen wohlriechenden Honigduft. Die Blüten eignen sich zum Gelbfärben. Früher hat man den Chester-Käse damit gefärbt. Die Wurzeln, wenn sie im Frühling oder Herbst gesammelt und in Bier gekocht werden, eignen sich zum Rotfärben des Wollgarns. Die davon fressenden Tiere bekommen angeblich rote Knochen. Die im Kraut enthaltenen Fermente können zum Gerinnen der Milch benutzt werden, weshalb es manchmal anstelle des Labs zum Käsemachen verwendet wird, woraus sich auch der Name der Pflanze herleitet. Früher galt das Kraut als das vorzüglichste Mittel gegen die Fallsucht. Heute findet die Pflanze arzeneilich keine Anwendung mehr. Essen können wir die Pflanze nur im Frühjahr, da ihre Stengel schnell verholzen.

Das weißblühende Labkraut (Wiesen-Labkraut) ist im Aussehen dem gelben sehr ähnlich. Die quirlständig angeordneten Blättchen sind ein wenig breiter und die Stengel verholzen nicht. Das Wiesen-Labkraut findet sich auf fast jeder Wiese. Geschmacklich paßt das Kraut zu allen Salaten. Die Sammelzeit liegt vor und nach der Blüte. In klimatisch günstigen Lagen finden wir das Kraut bis in den Winter hinein.

Löwenzahn (Taraxacum officinale)
Häufig ist er als Wildkraut im Garten oder sogar im Rasen anzutreffen. Dort sollte man ihn freudig begrüßen und nicht etwa als störendes „Unkraut" ausrupfen.

Jung geben die feinen Blätter einen angenehmen Salat und ein gesundes Gemüse, weshalb man ihn oft in Gärten pflanzt und wie Endivie behandelt. Schafe, Ziegen, Hasen, Hühner usw., sie alle fressen ihn sehr gern. Die Blüten werden häufig von Bienen besucht. Der Löwenzahn wirkt auflösend und stärkend auf die Schleimhäute, namentlich auf Lunge, Leber, Darmkanal und Harnwerkzeuge. Er dient besonders bei atonischer Schwäche im Magen und Darmkanal, in der Leber und anderen Verdauungsorganen, welche nach akuten Krankheiten in diesen Organen zurückbleibt.

Gebraucht man ihn zur Frühlingskur als blutreinigendes Mittel, so trinkt man täglich vier Eßlöffel des aus der ganzen Pflanze gepreßten Safts, mit etwas Anis- oder Fenchelwasser. Soll der Erfolg ein günstiger sein, so muß die Kur wenigstens vier bis fünf Wochen regelmäßig fortgesetzt werden. Zum Essen wenig geeignet ist er zur Zeit der Blüte, kann aber danach wieder fleißig gesammelt werden. Der Löwenzahn ist die am meisten gesammelte aber auch am häufigsten verwechselte Wildpflanze. Seine Sippe ist sehr artenreich, und ähnliche Blätter besitzen noch andere Gattungen seiner Familie. Eine Gefahr bei einer Verwechslung besteht nicht.

Malve (Malva neglecta und sylvestris)
Alle Teile der Pflanze sind stark schleimhaltig. Wegen ihres hohen Schleimgehaltes eignet sich die Malve vorzüglich als reizmilderndes Mittel bei Schleimhautentzündung des Magens, des Halses und bei Husten, der zur Heiserkeit führt. Auf entzündete, hartnäckige

Geschwüre legte man früher das zerstoßene Kraut, dann wurde das Gewebe weich und schmerzlos. Die sehr nährende Wurzel kann sogar zu Brot verbacken werden. In China wurden die Blätter als Salat gegessen. Wenn man die Blätter der Malve abkocht, erhält man auf Leinwand eine grüne Farbe und von den Blüten eine rötliche Farbe. Finden wir einen Malvenbestand als Monokultur vor, liegt der Verdacht einer Bodenverunreinigung durch die Landwirtschaft nahe. Das betrifft auch den Löwenzahn, den Ackerschachtelhalm, das Kleine Weidenröschen und die Ackerwinde.

Nachtkerze (Oenothera biennis)
Die Pflanze wird bei uns gegenwärtig überall an trockenen Stellen angetroffen. Bevorzugt an Bahndämmen und Schutthalten. Erst in den Abendstunden öffnet sie ihre gelben Blüten, die bereits mit dem ersten Sonneneinfall zu welken beginnen. Im Winter gibt die Wurzel in Scheiben geschnitten einen gesunden Salat. Dazu wird die Wurzel bereits im Spätherbst des ersten Jahres herausgenommen und in feuchten Sand gelegt, sonst verholzt sie und ist nicht mehr zu gebrauchen. Dreht man die reifen Samenhülsen unter Druck zwischen Daumen und Zeigefinger, gewinnt man ihren eßbaren Samen, dessen Öl gegen Neurodermitis in Reformhäusern verkauft wird. Die Blüten werden ihres lieblichen Geschmacks wegen gerne von Kindern gegessen. Wer im Sommer ihren Samen aussäht, kann in der kalten Jahreszeit die kleinen Blattrosetten wie Feldsalat essen.

Brennessel (Urtica urens und dioica)
Lange hielt man diese überall wachsende Pflanze für ein bloßes Unkraut und achtete die wertvolle Pflanze nicht. Heute aber weiß man um ihren mannigfachen Nutzen und schätzt sie höher ein. Grün und gedörrt war sie früher ein vorzügliches Futter für Milchkühe und Schafe, weshalb ihr Anbau auf schlechten Äckern sehr empfehlenswert war, zumal sie jährlich dreimal gemäht werden konnte und den Boden verbesserte. Jung ist die Brennessel für Gänse und Enten sehr nahrhaft, und auch für den Menschen sind die jungen Sprossen, als Salat gegessen, eine gesunde Nahrung.

Ist der Samen reif und beginnen die Stacheln schwarz zu werden, so schneidete man die Pflanze ab, röstete sie und machte aus ihren

Fasern die dauerhaftesten Taue, Stricke, Netze, Leinwand usw. In der Picardie in Frankreich fertigte man früher ein sehr feines Gewebe daraus, brachte es unter dem Namen Nesseltuch in den Handel, weshalb verschiedene andere feine Stoffe danach benannt sind. Füttert man Pferden nur acht Tage eine kleine Menge Nesselsamen, so werden sie angeblich sehr kräftig und schön, was von pfiffigen Pferdehändlern früher als Geheimnis gehütet wurde. Die Pferde sollen auch munter davon werden und die Samen eine wahre Arznei für sie sein.

Der ausgepreßte Saft dient beim Menschen vorzüglich als auflösendes und blutreinigendes Mittel, namentlich bei Engbrüstigkeit, Schleimhusten, Hautkrankheiten, Allergien und Anämien. Besonders zur Frühlingskur sind dreimal täglich 50ml des ausgepreßten Saftes ein gutes Mittel, um Heuschnupfen und anderen Allergien vorzubeugen.

Brennesseltee und Brennesselsaft sind nicht als gleichwertig zu betrachten, weshalb sie den Tee ruhig zur Seite legen können. Die Brennessel sollte eigentlich bei keinem Blatt-Salat fehlen. Mit Essig und Öl übergossen, verliert sie schnell ihre nesselnde Eigenschaft und gibt dem Salat aus dem Supermarkt wenigstens etwas Geschmack. Wer Angst vor ihren Nesseln hat, kann Sie auch in eine Plastiktüte packen und dann fest durchwalken. Dadurch brechen ihre Brennhaare ab und Sie haben nichts mehr zu befürchten.

Wenn wir die Brennessel auspressen, entsteht ein klebriger Schaum, was auf ihren hohen Eiweißgehalt hinweist.

Finden sich an geschützter Stelle zur Weihnachtszeit junge Brennesseltriebe, so werden wir uns ewig daran erinnern, wenn wir sie berühren. Zu dieser Zeit ist die Nesselwirkung sehr stark ausgeprägt.

Ein Absud des Krautes und der Wurzel ergibt eine gelbliche Farbe, mit der man früher in Schweden die Eier färbte.

Odermennig (Agrimonia eupatoria)
Die Pflanze schmeckt im Frühjahr angenehm aromatisch und mit der Blüte kommen noch gelinde Gerbstoffe hinzu. Wegen dieser Eigenschaft wurde die Pflanze früher bei Schlaffheit des Darmkanals verwendet. Odermennig galt früher als vorzügliches Wundmittel und wurde bei Heiserkeit gepriesen (Kraut der Redner und Sänger). Aber auch bei Lebererleiden wurde sie hoch geschätzt. Der Volksmund hat

ihr, der klettenartigen Früchte wegen, auch den Namen Leberklette gegeben. Legen wir uns im Frühjahr eines der wohlduftenden Blätter in den Mund, (nicht zerkauen) und lassen das Aroma auf uns wirken, spüren wir im Leberbereich ein wohltuendes Gefühl.

Bekannte Ärzte, wie zB. R.F. Weiß, sahen die Leberwirkung in den kräftigen Bitterstoffen, die sie der Pflanze andichteten. Die Ärzte scheinen die Pflanze selbst nie versucht zu haben, denn der Odermennig hat keine Bitterstoffe.

Vor dem Öffnen der Blüten geben die Blätter und Stengel eine dunkelgelbe Brühe. Wird die mit Wismut vorbereitete Wolle darin getränkt, erhält sie eine schöne dauerhafte, goldgelbe Farbe. Durch Destillation bekommt man aus dem Kraut ein wohlriechendes Wasser und ätherisches Öl. Die Fruchtstände werden gerne von Rehen gefressen und so sucht man ihre Früchte an Waldrändern oft vergeblich. Zum Verzehr eignen sich die Blätter vor der Blütezeit. Mit zunehmendem Alter bekommen die Blätter eine feste und zähe Konsistenz.

Schafgarbe (Achillea millefolium)
In Deutschland überall an Wegen und auf Wiesen wachsende Pflanze, die manchmal bis in den Winter fort blüht. Vorwiegend weiß. Hin und wieder finden wir auch eine Spielart mir rosa Blüten. Die jungen Pflänzchen im Frühjahr schmecken mild. Mit zunehmendem Alter entwickelt die Pflanze immer mehr Bitterstoffe - mit dem höchsten Anteil zur Blütezeit. Parallel dazu entsteht ein Kampfergeschmack, der von ihrem ätherischen Öl herrührt. Früher zählte die Pflanze zu den kräftigsten Arzneimitteln. Schätzen können wir die Pflanze bei Darmkoliken. Sogar und besonders Säuglingen kann man mit der Schafgarbe bei Darmkoliken helfen. Dazu pressen wir mit einem Messer aus der Pflanze etwas Saft und geben dem Säugling 4 Tropfen davon auf die Zunge. Allgemein wird die Pflanze empfohlen bei Verdauungsstörungen, Leber und Gallenleiden, Blutflüssen und bei innerlichen Geschwüren sowie äußerlich als Wundmittel. Als Tee getrunken wurde sie gegen die zu stark fließende „goldene Ader“ (Hämorrhoiden) gepriesen. Ein Tee von Schafgarbe und Kamille soll Kinder stärken, welche nachts das Wasser nicht halten können. Es bleibt jedem selber überlassen, solche Empfehlungen auszuprobieren. Schaden wird es wahrscheinlich nicht.

Der ausgepreßte Saft wird zur Frühlingskur benutzt: zwei bis drei Eßlöffel täglich davon genommen, wirkt der Saft kräftigend und etwas urintreibend und hilft zum Kraftaufbau in der Rekonvaleszenz.

Zum Verzehr nehmen wir die Blätter der Pflanze vor der Blütezeit. Danach ist sie sehr bitter. Der Bitterstoff der Schafgarbe wird merkwürdigerweise von den Menschen als angenehm empfunden, die das Bittere am Löwenzahn nicht mögen. Wer umgekehrt seine Vorliebe im Löwenzahn findet, mag in der Regel die Scharfgabe nicht. Eine Handvoll Schafgarbe dem Kopfsalat beigegeben, gibt dem Salat ein gutes Aroma. Kinder mögen die Scharfgabe im allgemeinen nicht, weil ihnen das fein gefiederte Blatt leicht im Halse hängen bleibt.

Vogelmiere (Stellaria media)
Die Pflanze wächst bevorzugt in Gemüsegärten und an teilbeschatteten Stellen, wo sie mit anderen Pflanzen nicht sonderlich konkurrieren muß. Der Same und das Kraut sind vorzügliches Futter für die Singvögel, und die ganze Pflanze wird frisch gerne von Schafen, Rindvieh, Pferden und Hühnern gefressen. Auch Krebse fressen die Pflanze auf ihren nächtlichen Landgängen. Die Vogelmiere ist ein guter Wetterprophet, denn bei heiterem Wetter richtet sie des Morgens ihre Blüten in die Höhe und breitet die Blätter aus. Ist aber die Luft trübe und bald Regen zu erwarten, dann hängen die Blätter, und die weißen Blüten bleiben geschlossen.

Ihre arzeneiliche Wirkung ist nicht bedeutend, dennoch wurde sie gerne bei Schwindsucht und Hautausschlägen verwendet. Als Salat zubereitet ist sie sehr wohlschmeckend und wird von Kindern gerne gegessen. Ihr Geschmack gleicht dem junger Maiskolben. Jedoch soll sie anderen Salaten nicht beigegeben werden, da sie geschmacklich dominant im Vordergrund steht. Die Miere zusammen mit einem Apfel zu einem Saft gepreßt ergibt ein gutes und erfrischendes Getränk.

Achtung! Verwechseln können wir die Vogelmiere mit dem giftigen Acker-Gauchheil! Dieser hat jedoch orangerote oder blaue Blüten, bevorzugt besonnte Standorte und hat eine vollkommen andere Geschmacksvariante. Zu einem Fehlgriff kann es auch mit der "Weißen Miere" kommen. Die Pflanze ist nicht giftig, sie gibt aber wegen ihres unangenehmen Geschmacks genügend Anlaß zum Spucken.

Alle weiteren Pflanzen, die ihr im Geschmack gleichen, sind mit ihr verwand und ungiftig. Die Miere steht uns das gesamte Jahr zur Verfügung, auch wenn das ihr empfindliches Aussehen nicht vermuten läßt.

Wegwarte (Cichorieum intybus)

Diese ausdauernde Pflanze kommt in vier Arten vor:

1. die wilde Zichorie, die eine astige, dünne, lange Wurzel hat,
2. die kultivierte Zichorie, diese hat eine lange fleischige Wurzel,
3. eine weißblühende Zichorie, die selten ist und
4. eine buntblättrige Zichorie, deren grüne Blätter viele rote Flecken haben.

Die kultivierte Zichorie wird heute noch zur Herstellung des Zichorienkaffees angebaut. Dazu bleibt die Wurzel über den Winter im Boden stecken, bis der März wieder schöne Tage bringt. Dann gräbt man sie aus, reinigt und schneidet sie und läßt sie anschließend trocknen. Geröstet und noch warm gemahlen gibt sie dann dem Kaffee untergemischt einen zarten Geschmack und eine schöne Farbe. Aber nicht nur im Kaffee findet sie ihre Verwendung. Ihre Wurzel und die Blätter besitzen auch stärkende und auflösende Eigenschaften und leisten, als Salat gegessen, bei Leberverstopfung, Gallenleiden und Bleichsucht sehr gute Dienste. Mit Zucker überzogen fand die Wurzel früher auch Verwendung gegen Würmer bei Kindern. Den Kühen zugefüttert erzeugt sie eine fette Milch, woraus eine sehr wohlschmeckende Butter gewonnen wird. Die gesamte Pflanze schmeckt sehr bitter und wird deshalb gerne von Menschen gegessen, deren Magen zu wenig Säure produziert.

Die wilde Zichorie ist der Kulturform in ihrer Wirkung überlegen. Augenfällig wird die Pflanze erst zur Blütezeit, wo wir sie meist am Wegrand finden. Häufig wird sie als Kornblume fehlgedeutet und im nicht blühenden Zustand mit dem Löwenzahn verwechselt.

Disteln

Meist werden sie nur als Unkraut verdammt, jedoch sind sie so nutzlos nicht, als man gewöhnlich anzunehmen glaubt. Medizinisch verwendet wird heute der Samen der Mariendistel (Carduus marianus), der bei toxischer Leberbelastung vorzügliche Dienste leistet. Die öligen Samen, früher auch Stechkörner genannt, wurden bei Seitenstechen gebraucht.

Auch eine viel bescholtene Pflanze ist die Ackerkratzdistel (Cirsium arvense). In Gärten und auf Äckern siedelt sie sich schnell als Kulturfolger an. Die frisch hochgewachsene Pflanze, deren Pflanzenstiel wie Spargel gegessen werden kann, liefert ein vorzügliches Gemüse. Aber auch der durstige Wandersmann lernt die saftige Pflanze schnell als erfrischenden Durstlöscher kennen. Die sie bewehrenden Dornen am Stiel lassen sich leicht mit einem Tuch abstreifen, wenn man zuvor die Blätter entfernte. Mit etwas Übung entsteht schnell eine Fingerfertigkeit, ohne sich beim Abschälen der Blätter zu stechen. Zum Verzehr eignet sich die Pflanze, solange der Pflanzenstiel bequem und ohne Faserbildung abzubrechen geht. Kinder essen den Stiel der Kratzdistel sehr gerne.

Eine zu Unrecht vergessene Pflanze ist auch die Eselsdistel, früher auch Krebsdistel genannt. Der Name stammt aus der Volksmedizin, weil der frisch gepreßte Saft gegen Karzinome innerlich und äußerlich angewendet wurde. Sammeln wollen wir die Eselsdistel nicht, dazu kommt sie bei uns zu selten vor. Wir können aber die Pflanze in unserem Garten kultivieren. Mit einer Höhe von bis zu 3 Metern und den großen silbernen Blättern wirkt die Krebsdistel im Garten sehr dekorativ.

Aus der Asche der Disteln wurde früher das feinste, weißeste Glas bereitet und der Samen lieferte früher den Malern ein sehr wichtiges Öl.

Garten-Schaumkraut (Cardamine hirsuta)
Ein vorzügliches Kräutlein, das von so manchem Kleingärtner mit viel Mühe über den Mülleimer entsorgt wird, damit sich die Pflanze nicht weiter aussät. Dabei fände das Kraut in jedem Gourmet-Restaurant seine Liebhaber und würde einen hohen Preis erzielen. Die Pflanze schmeckt sehr angenehm nach Kresse, ohne deren Strenge zu besitzen. Bereits im zeitigen Frühjahr findet sich das Pflänzchen auf vegetationsarmen Stellen im Garten und in Obstplantagen. Schon ab

Juni beginnt sie wieder zu welken und die reifen Fruchtschötchen springen auseinander, sobald wir sie berühren.

Geerntet wird die Pflanze wie Feldsalat. Wir lassen aber immer ein paar Pflanzen stehen, um den Fortbestand zu sichern.

Schmalblättriger Doppelsame (Diplotaxis tenuifolia)
Viele Leser haben die Rucola ihres Geschmacks wegen schon schätzen gelernt. Es gibt auch einen wildwachsenden Vertreter, mit hübschen gelb leuchtenden Blüten. Ab Juni finden wir die Pflanze in wärmeren Lagen auf sandig lockeren Böden. Die Mehrjährige Pflanze läßt sich an sonnigen Stellen auch im Garten kultivieren. Meist findet sich die Pflanze an trockenen Wegrändern. Eine starke Vermehrung konnte ich an einer stillgelegten Baustelle beobachten. Wahrscheinlich lieferte der Kalkeintrag in die Erde den entscheidenden Beitrag für das gute Wachstum. Vorzüglich eignet sich die wilde Rucola in Kombination mit einem Brennesselsalat.

Knopfkraut (Galinsoga parviflora)
In vielen Büchern wird die Pflanze unter der Bezeichnung Franzosenkraut geführt. Im Zuge Europas möchte ich lieber die Bezeichnung Knopfkraut verwenden, der die Pflanze auch besser beschreibt. Der Name Franzosenkraut bezieht sich noch auf jene Zeit, als die Deutschen von Frankreich nichts Gutes erwarteten. Die Pflanze ist ein Neubürger aus Nordamerika und gelangte über Frankreich zu uns. Stellenweise kann sie Gemüseäcker komplett überwuchern.

Arzeneilich wurde die Pflanze nicht charakterisiert. Nach meiner Erfahrung wirkt sie gelinde auf das Verdauungssystem. Die kleinen Blütenknöpfe schmecken wie Topinambur. Das Kraut ist mild und läßt sich mit einem Blattsalat gut kombinieren. Zum Auspressen eignet sich das Knopfkraut recht gut und gibt mit Apfelsaft zusammen ein wohlschmeckendes Getränk.

Augenfällig wird die Pflanze ab Juli und wächst bis zur ersten Frostperiode, auf die sie sehr empfindlich reagiert und abstirbt.

Brombeere (Rubus fruticosus)
Im Zuge der Pflanzenzucht wurden die Kulturpflanzen zunehmend ihrer Inhaltsstoffe beraubt. Bitterstoffe und Gerbstoffe wurden als wenig schmackhaft empfunden und weggezüchtet. Dabei sind beide Inhaltsstoffe zur Gesunderhaltung sehr wichtig. Die Brombeere besitzt Gerbstoffe. Gerbstoffe hinterlassen im Mund ein trockenes, zusammenziehendes Gefühl. Sie stabilisieren das Gewebe in unserem Körper und haben eine zusammenziehende Eigenschaft auf das venöse System.

Venenprobleme kennt nur der Mensch, ob das an einem allgemeinen Gerbstoffmangel liegt? Pflanzenfressende Tiere lieben die gerbstoffhaltigen Pflanzen. In Gefangenschaft gehaltene Tiere nagen bei einem Gerbstoffmangel an Holz und notfalls auch an gerbstoffhaltigen Giftpflanzen, wie zB. der Eibe mit tödlichen Folgen!

Gerbstoffhaltig ist auch die weiße Innenschicht der Bananenschale, weshalb wir diese abschaben und jenes mitessen. Frische Brombeerblätter finden ihren Platz in jedem Salat. Als Tee sammeln wir die Blätter nur bei trockener Witterung. Wenn wir ein Brombeerblatt auf die Zunge legen, nicht zerkauen, schmecken wir nach kurzer Zeit, ob die Pflanze das gewünschte Aroma entfaltet. Auch die Brombeere entwickelt nicht jeden Tag ihr Aroma in gleicher Intensität. Übrigens benötigen wir für einen Brombeerlikör nicht unbedingt die Frucht. Auch die Brombeerblätter geben nach zwei bis drei Wochen dem Likör ein typisches Brombeeraroma.

Umweltschutz

Es soll sich jeder dazu aufgerufen fühlen, für eine gesunde Umwelt einzutreten. Wer einem Verein für Umweltschutz beitritt, findet einen interessanten Aufgabenbereich. Leistung ohne Lohn läßt aber auch im Naturschutz die Motivation schnell sinken. Unterstützen Sie deshalb Projekte, aus denen Sie auch einen persönlichen Nutzen ziehen können. Legen Sie zB. eine Streuobstwiese an oder pflegen Sie eine Wildkräuterwiese. Sie brauchen, um Selbstversorger zu werden, noch nicht einmal eigenes Land zu erwerben, wenn Sie sich im Naturschutz engagieren wollen.

Damit artenreiche und blühende Wiesen entstehen, müssen wir dem Boden die Nährstoffe entziehen. Nährstoffarme Böden besitzen eine größere Artenvielfalt. Auf fetten Böden verdrängen die Gräser die Kräuter und Wiesenblumen. Nährstoffarmut entsteht, wenn wir das Mahdgut von der Wiese entfernen. Die Mahd soll wegen der bodenbrütenden Vögel erst Anfang August erfolgen. Auch eine kurzfristige Beweidung soll nicht vor August stattfinden.

Das Mahdgut kann auf einem kleinen Gerüst aus Astwerk aufgeschichtet werden und später als Hügelbeet dienen. In solchen Komposthaufen finden dann Amphibien, Schlangen, Käfer, Igel und andere Tiere eine Unterkunft, wenn wir im unteren Bereich einen kleinen Einschlupf zum Astwerk lassen. Zur Bepflanzung eignen sich besonders Gurken, Tomaten und Kürbisse.

Optimieren können wir unser Bemühen, wenn wir am Rand der Wiese eine Hecke pflanzen. Die Hecke soll die Wiese mit einem nach Südwest offenen L säumen. In der sonnenexponierten Lage finden sich dann bereits im zeitigen Frühjahr genügend eßbare Wildkräuter. Ergänzen läßt sich die Hecke mit der alten Hauszwetschge, der Türkischen Kirsche, der Schlehenzwetschge, der Mirabelle, dem Sanddorn, der großfruchtigen Haselnuß und vielen verschiedenen Sorten von Brombeeren.

Heckensäume sind heute wichtige Lebensräume für Pflanzen und Tiere geworden. Sie durchbrechen zudem die Monotonie der lebensfeindlichen Agrarlandschaft.

Wußten sie eigentlich, daß in Deutschland fast kein Imker mehr ohne Zuckerzufütterung auskommt, um gewerblich Honig zu produzieren. Es fehlen einfach die Blütenpflanzen. Unter diesem Blütenmangel leiden auch die anderen Bestäuberinsekten. Um die kleinen Helfer wie Hummeln und Wildbienen, sie fliegen anders als die Honigbiene auch bei kühler Witterung, ist es leider sehr schlecht bestellt. Der Insektizideinsatz und die Lebensraumzerstörung haben einen erheblichen Artenschwund bewirkt. Die Obstbauern, von denen wir jetzt einen Ansturm des Protestes erwarten sollten, bleiben stumm. Sie behelfen sich, in dem sie Hummeln eigens für die Blütensaison importieren, oder versprühen ein Hormonpräparat, das auch ohne Bestäubung eine Fruchtbildung bewirkt. Sie erkennen die

Hormonbehandlung, wenn im Kerngehäuse von Apfel und Birne sich keine oder nur ansatzweise Kerne befinden.

Mit geringem Aufwand läßt sich zumindest für Mauerbienen ein neues Zuhause einrichten. Zum Beispiel mit gebündelten 10 cm langen Bambusröhrchen, die am Ende verschlossen sind oder einem Holzwürfel, in den wir bleistiftdicke Löcher bohren. Große Freude habe ich an einer kleinen selbst errichteten Backsteinmauer. Bei den Steinen handelt es sich um alte vielporige Backsteine, deren runde Löcher ich auf der hinteren Seite mit Lehm zugestrichen habe und die wie ein Magnet auf diese friedfertigen Mauerbienen wirken. Wenn solche Steine nicht mehr zu finden sind, kann man aus Lehm einen Backstein formen und mit einem Bleistift, dicht an dicht, 8 cm tiefe Löcher hineinstechen. Ein solcher Stein findet auch auf einer nach Süden gelegenen Fensterbank seinen Platz.

Favorisieren Sie mit ihrem Naturschutzverein den Geländekauf! Finanzieren läßt sich das über Stiftungen oder Spendenaufrufe. Übrigens, so kann man wenigstens dem Bauwahn von morgen und übermorgen entgegenwirken.

Legen Sie in ehemaligen Feuchtgebieten wieder Flachgewässer an. Wenn Tiere und Pflanzen wieder angesiedelt werden sollen, dann geschieht das dort am besten, wo sie ehemals heimisch waren. Damit die Feuchtbiotope nicht durch unsinnigen Fischbesatz Nachteile erfahren, sollten sie nur so tief angelegt werden, daß sie in den späten Sommermonaten über nur noch wenig Wasser verfügen. Eine reich verzweigte Ufergestaltung verfügt über eine höhere Artenvielfalt als eine gerade Wasserkante.

Gestalten Sie in sonnenexponierter Lage Lehmabbruchkanten für die verschiedensten Insekten, schichten Sie Steinhaufen für Reptilien, pflanzen Sie Hecken für die eigenen Zwecke und für die Vogelwelt.

Mit seinem Arbeitsgerät hilft vielleicht auch ein benachbarter Bauer, solange er nicht auf Umweltschutzmaßnahmen auf seinem Gelände angesprochen wird. Manchen Bauern sind allerdings Umweltschutzmaßnahmen in ihrer Umgebung verhaßt. Ihre eigene umweltzerstörende Wirtschaftsweise steht zB. mit einer blühenden Hecke in einem so konträren Verhältnis, daß sie zerstört werden muß, um einer Gewissensfrage zu entgehen.

Selbst im häuslichen Bereich läßt sich einiges bewirken. Ein simples Holzbrettchen 20 cm unter einem Balkon oder Dach angebracht, bietet dem Hausrotschwanz eine Nistgelegenheit. Geschlossene und halboffene Vogelkästen am Haus werden ebenfalls von vielen Vögeln angenommen. Auch ein Fledermauskasten, der ab 5 Meter Höhe hängen soll, kann den bedrohten Flattertieren nützlich sein. Einfache Bauanleitungen für Nistkästen und Wohnstätten finden sich im Internet zuhauf, die von Naturschutzverbänden bereitgestellt werden.

Ein kleiner Komposthaufen findet in jedem Garten Platz und Libellenlarven entwickeln sich manchmal auch im kleinsten Flachgewässer. Geschichtete Bretter, unter denen sich ein Igel verkriechen kann, werden gerne als Kinderstube genutzt. „Sinnlos!" werden Sie vielleicht sagen, wenn Sie in einer Stadt zu Hause sind. Die aktuelle Situation ist aber die, daß in Großstädten mittlerweile eine höhere Artenvielfalt besteht, als im landwirtschaftlich intensiv genutzten Bereich.

Wenn Sie gegen bestimmte Entwicklungen protestieren möchten, dann müssen Sie sich dem nicht öffentlich stellen. Die Lobbyisten sind gut organisiert und können Sie leider mit geschickt angewendetem Hintergrundwissen und Halbwahrheiten, die Sie dann schlecht sofort widerlegen können, in die Enge treiben. Schreiben Sie kleine Handzettel und hängen Sie diese öffentlich aus. Nennen Sie dabei immer Namen: „Der Bauer Michael hat wieder sinnlos Unkrautvernichter ausgebracht!" oder: „Bei den Mulcharbeiten haben die Arbeiter Franz und Reinhold vom Straßenbauamt unter der Leitung von Herrn Soundso 80 % der Bäume beschädigt!"

Innerhalb einer Gruppe oder hinter einer Organisation fühlen sich die Verantwortlichen nicht persönlich angesprochen. Erst wenn sich der Mensch als einzelner verantworten muß, wirkt die gesellschaftliche Moral, und die Benannten fangen an, sich unwohl zu fühlen. Logische Erklärungen und die üblichen Ausreden bieten dann keinen stabilen Untergrund mehr.

Die eigentlich Schuldigen an der katastrophalen Umweltsituation sind aber die, welche sich am wenigsten angesprochen fühlen. Und das sind die Verbraucher.

Mehr als die Hälfte der Bevölkerung spricht sich gegen den Atomstrom aus und dennoch wechseln nur wenig Verbraucher zu Anbietern alternativer Stromquellen. Solange nur Lippenbekenntnisse abverlangt werden, zeigt sich der Verbraucher von seiner besten Seite. In Wirklichkeit geht es ihm aber nur um seine eigenen Vorteile. Wenn er sich eine gesunde Umwelt wünscht, dann nur seiner selbst willen. Einen persönlichen Beitrag möchte er nicht leisten, solange er auf anderem Wege mehr Vorteile erfährt. Viele Umweltsünden werden beharrlich verdrängt. Da ist zB. das Auto, ohne das sich die meisten Zeitgenossen überhaupt keine Mobilität mehr vorstellen können. Die Füße werden höchstens noch für gewisse Freizeitaktivitäten genutzt. Aber nicht nur für den sonntäglichen Spaziergang, auch für andere nützliche Dinge lassen sich die Füße gebrauchen! Es muß doch nicht jede Wegstrecke mit dem Automobil zurückgelegt werden und schon gar nicht zum Sportstudio oder zum Wildkräuter sammeln.

Daß Kleidung dazu dient, sich der Witterung anzupassen, beziehen viele nur auf den außerhäuslichen Bereich. Im Winter ein Kleidungsstück mehr aufgetragen hat den gleichen Effekt, wie wenn wir die Raumtemperatur anheben - nur eben umweltschonend und billiger. Vielleicht findet sich einmal ein findiger Modemacher, der eine häusliche Wintermode kreiert.

Haben Sie sich auch schon gewundert, weshalb mit Waschnüssen Ihre Wäsche genau so sauber wird, wie mit den herkömmlichen Waschmitteln. Dann verzichten Sie einmal gänzlich auf solche Zusätze. Zum Auswaschen von Körperschweiß und leicht verschmutzter Wäsche sind überhaupt keine Waschmittelzusätze notwendig. Vierzig Grad warmes Wasser reicht aus, um die Wäsche sauber zu halten.

Der Fußboden und andere Flächen bleiben länger sauber, wenn zum Aufwischen nur Wasser verwendet wird. Wer Reinigungszusätze dem Wischwasser beifügt, sorgt nur dafür, daß die Flächen wieder schneller schmutzig werden, weil der Schmutz auf der zurückgebliebenen Seife besser haftenbleibt.

Klosteine gehörten schon vom Gesetz her verboten, weil sie wirklich zu gar nichts nutze sind und die Umwelt verschmutzen. Haushaltschemie - wohin man auch blickt, obwohl einfachste Mittel genau so gute und bessere Dienste leisten. Umweltschutz fängt wahrlich in den eigenen vier Wänden an. Aber auch mit vielen Geruchsstoffen wie zB. Parfüm gehen wir gedankenlos um. Sprühen Sie einmal etwas Parfüm in Ihren Kühlschrank. Auch wenn kein direkter Kontakt mit dem Nahrungsmittel stattgefunden hat, wird das meiste Essen danach ungenießbar sein. Insbesondere die fetthaltigen Speisen sind davon betroffen, weil Fett die Geruchsmoleküle besonders gut bindet. Auch unser Körperfett lagert diese Stoffe ein, weshalb viele Duftstoffe, insbesondere die chemisch hergestellten, als gesundheitsschädlich einzustufen sind.

Kosmetika sind teuer, hauptsächlich der aufwendigen Konservierung wegen. Gute *Hautcremes sind zB. mit* Mandelöl hergestellt. Also kaufen wir doch gleich das Mandelöl im Reformhaus oder Bioladen - und das gänzlich ohne giftige Chemie!

Zum schonenden Reinigen der Haut kann man Tonerde verwenden, zB. Heilerde. Dazu wird die Erde in ein Glas gefüllt und mit Wasser begossen. Selbst mit Ruß oder Motoröl verschmutze Hände lassen sich damit reinigen. Etwas von dem Brei wird auf den Händen zerrieben, eine Minute antrocknen gelassen und danach wieder mit Wasser abgespült. Angetrocknete Tonerde bindet besser die Rußpartikel. Die Haare können wir natürlich auch damit waschen, was in manchen Ländern auch so üblich ist. Allerdings sind in der Anfangszeit nach dem Waschen die Haare etwas struppig, was sich aber schnell verliert. Was wir gleich bemerken, ist, daß wir die Haare nicht mehr so oft waschen müssen. Zum Zähneputzen geben wir etwas feuchte Tonerde auf die Zahnbürste. Das Geld für die teure Ayurveda-Heilerdezahnpasta mit ihrer dreifach rückgekoppelten Gamma-schwingung können Sie sich also auch sparen. Es ist oftmals unsere Dummheit, die unsere Umwelt sinnlos belastet und uns zur unnötigen Geldausgabe nötigt und damit letztendlich auch unser Leben erschwert.

Die mittlerweile in Mode gekommenen Kälteanlagen, die in den Sommermonaten in vielen Räumen bereits ihre Arbeit tun, sind nicht nur Energieschleudern, sie sind zudem für die Gesundheit als bedenklich einzustufen. Statt sich an der kurzen Wärmeperiode zu erfreuen, zieht man sich lieber in klimatisierten Zimmern einen Katarrhe der oberen Luftwege und deren Nebenhöhlen zu. Ein gesunder Mensch fühlt sich mit solchen Geräten nicht wohl und nur kranke Menschen sind nicht in der Lage, ihre Temperatur selbst zu regulieren.

Wenn wir uns von wirtschaftlicher Seite dem Thema nähern, wirkt es schon grotesk, welch ein Arbeitsaufwand betrieben wird, nur um die Fahr-, Kühl-, und Heizkosten zu finanzieren. Liegt zB. der Arbeitsplatz 30 km von der Wohnung entfernt, verbraucht alleine das Auto zB. bei einem Nettogehalt von 1500 € mindestens 18% des Einkommens. Ein unglaublicher Irrsinn, den man sich einmal vor Augen führen muß! Mit dem Fahrrad würden wir drei Viertel der Zeit einsparen, würden wir die für das Auto zu erwirtschaftende Arbeitszeit weglassen. Von der Umweltbelastung und den vielen Unfallopfern einmal ganz abgesehen.

Im Winter einen Kühlschrank zu betreiben, ist so unsinnig, wie im Sommer ein Stück Butter darin zu kühlen. Nicht selten übersteigen die Stromkosten den Wert des Inhalts. Elektrokleingeräte, wie zB. Radio- und Kassettengeräte, verbrauchen ausgeschaltet den gleichen Strom, wie wenn sie eingeschaltet sind, wenn nicht der Netzstecker gezogen wird. Alleine die Warmhaltefunktion der Fernsehgeräte verbraucht in Deutschland mehr Strom, als alle Windkraftanlagen im Land zusammen erzeugen. Und das nur, damit einer gelangweilten Masse die Flimmerkiste zwei Minuten schneller zur Verfügung steht. Mehr brauche ich wohl zu diesen Punkten nicht anzuführen.

Wer selbst nicht aktiv werden möchte, sollte zumindest einer Umweltorganisation eine Spende zukommen lassen. Nur wenn jeder Mensch sich in seiner Gemeinschaft als Sozial- und Kulturträger kenntlich zeigt, kann ein System bestehen. Es reicht nicht aus, sich auf seine Zwangsabgaben, wie zB. die Steuer, zu berufen, denn damit wird keine Entwicklung gesteuert, sondern versucht, ein zum Selbstzweck ausgerichtetes Leben zu vertuschen. Das Wort Bürger sollte wieder zu seiner alten Bedeutung gelangen: Das Bürgerrecht wird einem verliehen, wenn man durch privates Engagement etwas für die Gesellschaft leistet. Wer das nicht macht, gehört dann nur ganz unprivilegiert zum Volk.

Anmerkungen

Braucht man für die Urtherapie einen Arzt oder Heilpraktiker?

1 *Ärzte, Priester, Politiker, Wissenschaftler etc. sind gekoppelt an das Bild von Archetypen (Urbilder im Menschen). Diese unbewußten Bilder werden auf Menschen übertragen, die sich dazu eignen und es zulassen. Dem entgegen zu treten macht keinen Sinn. Bei einer Revolution fliegen zwar immer mal wieder die Köpfe, aber an deren Stelle wird sofort ein neuer aufgepflanzt. Was ein Archetyp bedeutet, läßt sich schön an einem Erlebnis zeigen, von dem mir ein Arzt berichtete: Sein kleiner Sohn litt an einer Bronchitis, weshalb er ihm mit seinem Stethoskop die Lungenflügel abhorchte. Kaum war die Untersuchung beendet, sagte der Junge: „Papa, wann gehen wir einmal zu einem richtigen Arzt?“*

Übrigens, Mythenträger werden zwar auch kritisch betrachtet, aber allgemeine Lebensregeln läßt man bei ihnen außen vor. Und wenn sie fünfmal lügen oder Falsches versprechen, es wird ihnen doch immer wieder geglaubt. Wer ein unbewußtes Bild produziert, ist nicht in der Lage, für diesen Bereich einen Realitätsbezug herzustellen.

Kleine Ernährungslehre

5 *Konserven, Teigwaren, bestrahlte, erhitzte oder chemisch veränderte Nahrungsmittel, Süßwaren usw. Ja, lieber Leser, auch die beliebten Spaghetti mit Tomatensoße und Auftaupizza sind eine Katastrophe für unseren Körper. Meerschweinchen zB. mit ihrem hohen Vitalstoffbedarf werden durch eine solche Kost nach kurzer Zeit schwer krank. In einem Durchschnitts-Haushalt macht heute die Schlechtkost 80-90% aller Nahrungsmittel aus. Über die Hälfte davon schadet unmittelbar der Gesundheit. Die Vorteile der Schlechtkost liegen bei der Lebensmittelindustrie. Ein totes Produkt stellt geringere Anforderung an die Haltbarkeit und kann so rationiert an den Verbraucher abgegeben werden. Mit frischem Obst und Gemüse läßt sich nicht spekulieren. Der natürliche Zerfallsprozeß erzeugt saisonalen Überschuß und keinen profitablen Mangel.*

6 *Untersuchungen von J. Markus haben ergeben, daß durch eine vitaminlose Kost die Vitaminspeicher beim Menschen bereits nach 30 Tagen erschöpft sind. Schon nach 10 Tagen verändert sich der Zellstoffwechsel. Klinische Symptome stellen sich nach 35 Tagen ein, während sich die ersten organischen Veränderungen erst nach 170 Tagen zeigen, und nach 250 Tagen sind die Schäden irreversibel. Diese Forschungsergebnisse sind eine Erklärung dafür, weshalb eine Nahrungsumstellung auf Wildkräuter und frisches Obst so schnelle Erfolge zeigen kann.*

7 *Kompetenzträgern gegenüber soll man immer sehr mißtrauisch sein. Leute, die eine Leistung anbieten, auf deren Wert wir erst einmal vertrauen müssen, neigen schnell dazu, an Stelle von Kompetenz sich eine Fassade der Überheblichkeit und Arroganz aufzubauen. Werden ihre Leistungen auch noch ohne Erfolgsversprechen honoriert, entstehen schnell skurrile Blüten. Kompetente Menschen erkennt man daran, wie sie mit der an sie gerichteten Kritik umgehen. Kompetente Leute reagieren verständnisvoll und aufklärerisch. Inkompetente Menschen reagieren emotional, aggressiv.*

8 *Wenn Schnecken und sog. Schadinsekten eine ständige Gefahr für unsere Gemüsepflanzen darstellen, dann eben auch deswegen, weil unsere gebräuchlichen Zuchtpflanzen nur noch wenig Abwehrstoffe besitzen, die unter anderem eine natürliche Sättigung beim Essen bewirken. Der ökologische Sinn dieser Kleintiere ist es, regulierend in den Naturhaushalt einzugreifen, um nur vitale Pflanzen zur Vermehrung kommen zu lassen.*

In Hessen wurde eine neue Rapssorte ausgesät, bei denen durch Züchtung diese Abwehrstoffe/Sättigungsstoffe gänzlich fehlen. Hasen und Rehe in dieser Gegend fraßen sich zu Tode. Inzwischen haben sich angeblich die Tiere daran gewöhnt.

9 *Nach meiner Auffassung spielt der psychosomatische Aspekt bei der Krebsentstehung eine entscheidende Rolle. Wie ich erst jetzt erfahren habe, wurde dies von* ***Prof. Dr. med. Dr. phil. Dr. phil. h.c. Ronald Grossarth-Maticek****, heute Direktor des internationalen Programms für* multidisziplinäre *Forschung am Europäischen*

Zentrum für Frieden und Entwicklung in Heidelberg, bereits in den achtziger Jahren wissenschaftlich untersucht und bestätigt. Leider sind seine Forschungsarbeiten nie in das Bewußtsein der Öffentlichkeit gelangt, obwohl seine Ergebnisse zur Verfügung stehen. Das zuletzt erschienene Buch von Prof. Grossarth-Maticek heißt: „Synergetische Präventivmedizin" und ist im Springerverlag erschienen. Lust, Wohlbefinden und innere Sicherheit schützen vor Krebs, weil die Personen dann weniger physische Risikofaktoren aufweisen und ein besseres Immunsystem entwickeln, so seine Meinung. Nur durch eigenständiges Handeln und Denken kann der Mensch seinen ureigenen Weg finden und damit Zufriedenheit erlangen. Eine gesunde Ernährung und ausreichende Bewegung tragen das Übrige mit dazu bei.

Kleine Nährstofftabelle

15 *Was die Ernährungswissenschaft bisher an Empfehlungen an den Tag brachte, möchte ich an einer Empfehlung aus dem Buch „Der Neue Weg zur Gesundheit" von 1957 aufzeigen. In dem Buch wird für die Säuglingsernährung folgendes empfohlen: „Man nehme auf 100 ml Flüssigkeit, 7 g Butter, 7 g Weizenmehl und 5 g gewöhnlichen Zucker". Die einzelnen Bestandteile sollen dann in unterschiedlicher Weise längere Zeit gekocht, gemischt und nochmals zusammen aufgekocht werden.*

An einer weiteren Stelle wird darauf hingewiesen: „Ohne Frauenmilch ist die Aufzucht von Frühgeborenen eine Glückssache ....", wen wundert's? Für den wachen Geist sind die heutigen Empfehlungen nicht weniger kurios. Die durchschnittliche Lebenserwartung der Gesamtbevölkerung ist zwar auf Grund neuerer Empfehlungen in der Säuglingsernährung gestiegen, dafür gehören Kinder heute zum festen Bestand einer jeden Arztpraxis. Erst wird zerstört, planiert und geplant, um später das Künstliche als Erfolg zu preisen. Das ist die Methode, mit der sich die Wissenschaft oftmals ihre Lorbeeren verdient.

Hätten sich einmal diese dreimalschlauen Wissenschaftler umgesehen, wie Mütter ohne Muttermilch mit Erfolg ihre Kinder großziehen, dann wäre den von der Wissenschaft irregeleiteten Eltern viel Leid erspart geblieben. Ursprünglich wurden Säuglinge mit vorgekautem Essen genährt oder mit Tiermilch gestillt. Mir sind persönliche Berichte bekannt, wo Säuglinge nur mit frischer unverdünnter Kuhmilch erfolgreich aufgezogen wurden. Wenn man vor Kuhmilch oftmals gewarnt hat, dann deswegen, weil die Ernährungsspezialisten gleichzeitig darauf bestanden, die Milch prinzipiell längere Zeit abzukochen! Abgekochte Milch ist wertlos und langfristig sogar schädlich.

Richtige Wonneproppen habe ich mit fünf feingemahlenen Mandeln, einer Dattel und 10 ml Kokosmilch auf 100 ml Wasser aufwachsen sehen. Ein Teelöffel frischer Kräutersaft der Mischung beigesetzt wird ab der vierten Woche ebenfalls gut vertragen. Säuglinge erbrechen alles, was ihnen nicht bekommt. Von Geburt an ist der Mensch auf Rohkost eingestellt. Wie häufig erbrechen Säuglinge auf Schlechtkost-Säuglingsnahrung und leiden unter Darmkoliken.

16 *Von Sojaprodukten möchte ich abraten. Hohe Sojaanteile im Futter von Ratten und Hühnern führen zu Organveränderungen, Gewichtsverlust und später zum Tode. Veganer, die ihren Eiweißbedarf durch Soja decken, weisen eine geringere Hirnmasse auf. Schuld sind die Abwehrstoffe, welche die Pflanze in den Bohnen zum Selbsterhalt produziert. Diese Tatsachen sind zwar in der Toxikologie weitläufig bekannt, werden aber in der Öffentlichkeit nicht diskutiert. Dazu erfreuen sich Sojaprodukte in der Futtermittel- wie in der Lebensmittelindustrie zu großer Beliebtheit.*

Abwehrstoffe (Enzymhemmer) bilden alle Pflanzen, sobald sie geerntet oder anderweitig gestört werden. Selbst nach der Ernte wirken sich Erschütterungen beim Transport und Unterkühlung bei der Lagerung auf die Pflanze negativ aus. Frisch verspeist schmecken Nachbars Kirschen tatsächlich besser, wenn die eigenen erst einmal in den Eimer wandern. Über die Bildung und die Zusammenhänge von Abwehrstoffen in Nutzpflanzen sind einige wissenschaftliche Publikationen erschienen.

Wie sieht ein gesundes Essen aus?

20 *Trockenfrüchte und manche Ölsaat (Sonnenblumen - Kürbiskerne) greifen die Zähne an und verursachen Zahnkaries. Wenn die Zähne auf bestimmte Nahrungsmittel mit Schmerz reagieren, sollen sie auf jeden Fall gemieden werden. Wie ich in Erfahrung bringen konnte, hilft Magnesium, die Zähne schmerzunempfindlicher und stabiler zu machen.*

21 *Auf Dauer kann die Empfehlung, auf Tropenfrüchte auszuweichen, nicht gehalten werden, weil sich das Tropenobst in seiner Qualität (Bestrahlung, Kunstdüngung usw.) zunehmend verschlechtert. Zudem werden wegen der großen Nachfrage die Früchte immer früher geerntet und künstlich nachgereift.*

Warum Rohkost?

25 *Bereits die einmalige Gabe eines Psychopharmakons kann ausreichen, um den Verstand eines kranken Menschen für immer zu verwirren. Hier habe ich die starke Vermutung, daß die verabreichten Medikamente nicht das Leben im Siechtum verlängern, wie das gerne von den Medizinern behauptet wird, sondern selbst Ursache des Siechtums sind. Ein gutes Beispiel für eine Medikation, die eigentlich das zu behandelnde Krankheitsbild selbst auslöst, haben wir bei Aids. Bei einem positiven Blutbefund, also noch lange ohne Ausbruch der Symptomatik, bekommen die Betroffenen die von der Forschung zusammengestellten allopathischen Medikamente; mit Nebenwirkungen, die dem Krankheitsbild gleichen, das eigentlich bekämpft werden soll. Setzen die so Erkrankten das Medikament wieder ab, geht es ihnen zunehmend besser. Doch dann wird ihnen eingeredet, daß die angeblichen Viren, wieder zunehmen. Seltsam, daraus müßte doch der Rückschluß gezogen werden, daß das angebliche Virus gesundheitsförderlich sei. Die Vogel- und die Schweinegrippe sind es schon gar nicht wert, kommentiert zu werden.*

Menschen, die unter keiner Medikation stehen, leben statistisch gesehen länger und das Siechtum bleibt ihnen meistens erspart. In Griechenland nehmen die Menschen weitaus weniger Medikamente zu sich als bei uns und leben im Schnitt 4 Jahre länger. In Griechenland, Spanien, Türkei, Iran usw. waren vor 50 Jahren rüstige 100-jährige keine Seltenheit. Mit der Einführung unserer "fortschrittlichen" Lebensform war damit schlagartig Schluß. Sehr deutlich habe ich das in Brasilien gesehen. Nur in Gegenden, wo sich die Menschen mit industriell hergestellter Nahrung versorgen, finden sich unförmige Menschen und Zahnlose.

Wo finde ich Wildkräuter?

28 *Was wir heute unter Natur verstehen, ist nichts weiter als ein Nostalgie-Begriff. Für den früheren Kulturmenschen war die Natur das vom Menschen Geordnete, d.h.: der Garten und damit das gesamte Kulturland. Unberührte Natur war Gleichnis der unerlösten Welt, sozusagen Wildnis, unberechenbares Teufelswerk. Diesen Mythos haben wir heute noch in unserem Unterbewußtsein, wenn wir zB. im Naturschutz versuchen, also eben nicht im Wildnisschutz, ein Landschaftsbild zu gestalten, das es in der Wildnis nicht gibt. Zudem neigen wir immer noch dazu, das, was uns an die Abhängigkeiten der Natur erinnert, schlecht zu machen. Das ist auch der Grund, weshalb Umweltprojekte so schwer zu verwirklichen sind, die Urtherapie als lächerlich bezeichnet wird und die Menschen das Gift ohne schlechtes Gewissen über die Erde verteilen.*

„O große Kräfte sind's, weiß man sie recht zu pflegen,
die Pflanzen, Kräuter, Stein in ihrem Innern hegen."

- wußte ein Herr Goethe zu sagen.

Heute werden diese Kräfte mit viel Beifall streitig gemacht. Die sogenannte Entmystifizierung der Natur durch die Wissenschaft hat dazu beigetragen, das Gefühl für das Ganze zu verlieren, denn das Wissen darüber kann sowieso keiner haben.

Benötigt der Mensch tierische Produkte?

30 *Wir können nicht erwarten, ein anderes Leben zu erhalten als das, welches wir uns einverleiben. Wer Nahrung vom Fließband ißt, muß auch mit dem Fließband leben. Wer viel Schweinefleisch ißt, bekommt nicht nur einen Schweinenacken. Das unausweichliche Schicksal und die Angst der Schlachttiere werden auch zur Angst vor dem eigenen Schicksal. Sich über die Konstrukteure zu beschweren, empfinde ich als Hohn.*

Wer vom Räderwerk profitieren möchte, wird irgendwann auch mit hineingezogen. Das ist die Konsequenz, die ein jedes Leben mit sich bringt.

Warum das Essen natürlicher Nahrung manchmal nicht durchgehalten wird

35 *Achten sie bitte beim Kauf von Joghurt auf die Etikette. Es muß sich darauf der Hinweis „mit noch lebenden Kulturen" befinden. Sicher können Sie gehen, wenn sich mit dem gekauften Joghurt neuer Joghurt aus abgekochter Milch herstellen läßt. Eigenen Joghurt stellen wir selbstverständlich aus frischer Milch her.*

36 *Erhitzte Fette werden heute allgemein als gesundheitsschädlich betrachtet, weshalb die Verbraucher vermehrt auf kaltgepreßtes Öl zurückgreifen. Was viele dabei nicht wissen ist, daß Öl, das bis zu 70C° erhitzt wurde, noch als kaltgepreßt verkauft werden darf. Öle, die unter 42 C° gepreßt werden, sind in der Regel nur 4 Monate haltbar. Nach dem Öffnen der Flasche werden (wirklich) kaltgepreßte Öle bereits nach vier bis sechs Wochen schlecht. Olivenöl hält etwas länger. Ein langes Haltbarkeitsdatum auf dem Produkt weist also immer auf eine Hitzebehandlung hin. Was erhitzte Öle bewirken, sieht man zB. bei Menschen, die unter Gallebeschwerden leiden. Erhitztes Öl löst die Beschwerden unmittelbar aus, wogegen ein Öl in Rohkost-qualität die Galle beruhigt. Schwerkranke sollen erhitze Fette unbedingt meiden, weil sich ihr Allgemeinzustand dadurch merklich verschlechtert.*

37 *Wenn kranke Menschen des Essens wegen in die Tropen reisen, leisten Sie einen wesentlichen Beitrag zur wirklichen „Entwicklungshilfe". Sie bestätigen dort den Menschen, welche wertvollen Schätze sie beherbergen und daß es darum geht, diese zu bewahren. Die konventionelle Entwicklungshilfe macht die Menschen bedürftig und sie beginnen das Geschenk der Natur zu verachten. Zum Beispiel bekommen sie teure Monokulturen gestiftet, die sie vom Geld abhängig machen, weil für die Selbstversorgung der Raum verlorengeht. Auch sehr negativ wirkt es sich aus, wenn wir weit mehr als den handelsüblichen Preis bezahlen, denn das geringachtet ihre Arbeit. Ein Lohn, der nicht adäquat ist, schafft ein falsches Wertgefälle und stiftet Unfrieden. Hohe Renditen fördern den Betrug. Der Betrug wird rentabel. Die Qualität bleibt dann außen vor.*

Wenn die Urtherapie fehlschlägt

38 *In allgemeinen glaubt jeder Erwachsene zu wissen, wie Kinder entstehen. Genauer nachgefragt macht sich jedoch meist Unwissen breit, weshalb ich eine Kurzaufklärung mitliefern möchte. Eine gebärfähige Frau produziert ungefähr alle achtundzwanzig Tage ein Ei. Normalerweise geschieht das 14 Tage nach Beginn ihrer Blutung. Das Ei bleibt 24 Stunden fruchtbar. Die Spermien des Mannes leben bis zu fünf Tagen. Die Frau kann also fünf Tage nach einem Geschlechtsverkehr schwanger werden. Um eine Schwangerschaft möglichst sicher auszuschließen, sollte man vom siebten Tag an bis zwei Tage nach dem Eisprung keinen ungeschützten Geschlechtsverkehr mehr haben. Allerdings ist es so, daß manche Frauen Zyklusschwankungen aufweisen, weshalb es angebracht ist, die verschiedenen Kontrollmechanismen erst einmal auf einen längeren Zeitraum hin zu prüfen, bevor man ihnen Vertrauen schenkt (Kalendermethode, Schleimtest, Temperaturmethode und seit neuerem auch ein Hormontest).*

Jetzt ist es aber so, daß die Frau oftmals die größte sexuelle Lust gerade dann empfindet, wenn sie schwanger werden kann. Mein Rat an die Männer ist, sich in Sachen Empfängnisverhütung niemals auf die Frau zu verlassen. Wird die Frau von ihrer sexuellen Lust ergriffen, verliert sie ihren Kopf und beschwichtigt für sich das, was jetzt passieren kann.

Wenn junge Mädchen mit ihrer noch angstbesetzten Sexualität neun Monaten später nach ihrem ersten Geschlechtsverkehr einen Buben zur Welt bringen, dann liegt das meist daran, daß sie ihre Angst gerade dann überwanden, wenn ihr Triebimpuls am stärksten war, und das war zur Zeit des Eisprungs. Die Spermien, die einen Buben geben, sind etwas schneller am Ziel. Dafür leben sie kürzer, wie im richtigen Leben auch. Also, meistens gibt es einen Jungen, wenn der Geschlechtsverkehr zum Zeitpunkt des Eisprungs erfolgt und ein Mädchen, wenn der Geschlechtsverkehr vier bis fünf Tage vorher war. Ein bis drei Tage vor dem Eisprung haben Mädchen wie Buben die gleiche Chance.

Vor ihrem Eisprung entwickelt die Frau viel Sekret in der Scheide. Bringen wir den Schleim zwischen Zeigefinger und Daumen und öffnen anschließend die Finger, zieht der Schleim bei einer möglichen Schwangerschaft lange Fäden. Manche Frauen finden auch im Urin wenige Tage vor ihrem Eisprung einen kleinen Schleimpfropf, der den Gebärmuttermund verschlossen hielt. Wer seinen Zyklus auch noch über die Temperaturmessung überprüft, kommt gänzlich ohne körperschädigende Verhütungsmittel aus. Mittlerweile gibt es kleine Taschencomputer, welche helfen, die fruchtbaren und unfruchtbaren Tage recht sicher zu ermitteln.

Das Trinken

40 *Auch die Schulmedizin lernt hinzu: 4 Jahre, nachdem ich mich in der Öffentlichkeit gegen das unreflektierte Trinken ausgesprochen habe, findet sich in der Münchner Medizinischen Wochenschrift vom 12.5.05 ein Artikel, der sich gegen diese unkritischen Empfehlungen wehrt. Selbst Todesfälle wurden dokumentiert, die unmittelbar mit dem über den Bedarf stehenden Trinken im Zusammenhang stehen. Hirnschwellung und Wasseransammlung in der Lunge waren die dramatischsten Folgen eines über den Bedarf hinausgehenden Trinkverhaltens. Wer allerdings in den Nachmittagstunden immer noch einen konzentrierten dunkel gefärbten Urin ausscheidet, von bestimmten Krankheitsbildern einmal abgesehen, trinkt zu wenig.*

41 *Häufiges Wasserlassen hat nicht selten seine Ursache in einer geringen Trinkmenge, weil der konzentrierte Urin die Harnblase reizt. Die Betroffenen sind dann häufig überrascht, daß eine höhere Trinkmenge weniger Toilettengänge notwendig macht. Besteht der Zustand schon lange Zeit, schrumpft die Blase. Um dies zu therapieren, muß sie wieder gedehnt werden. Das kann man erreichen, in dem man viel Wasser auf einmal trinkt und den Harndrang so lange als möglich anhält.*

42 *Früher gehörte das Urometer zum Standard einer jeden Arztpraxis, was heute unverständlicherweise nicht mehr der Fall ist. Eine Abrechnung mit der Krankenkasse ist für diese einfache Untersuchung nicht möglich.*

"Gesundheit ist machbar!" - Die Zwanghaftigkeit zur Korrektur

45 *Was im „Dritten Reich“ noch hinter geschlossenen Türen durchgeführt wurde, ist heute fester Bestandteil der Medizin geworden. Nur hat man jetzt den Tötungsakt in den justizfreien Raum, in die vorgeburtliche Zeit, verlegt. Die Aufforderung dazu nennt man „genetische Beratung“. Damals nannte man es „Euthanasie“. Heute gehört sie, wie selbstverständlich, zur Schwangeren-Vorsorgeuntersuchung.*

Diese Vorgehensweise findet ihre breite Zustimmung, geschieht sie doch in medizinisch steriler Professionalität. Dabei hat man heute „nur“ noch eine Fehldiagnosenrate von 30%, das bedeutet: von heute 10 getöteten Kindern bzw. Embryos sind drei gesund. Eine Betrachtung, die ethisch sowieso nicht akzeptabel ist. Auch die Gesundheitshygiene ist eine Ideologie und verlangt ihre Opfer.

46 *Wenn Arzneimittel entwickelt werden, um bestimmte Leiden zu mildern, will ich das akzeptieren. Die Forschung hat durchaus ihre Berechtigung, weshalb ich nicht als Wissenschaftsverneiner verstanden werden möchte. Die positiven Errungenschaften, die daraus resultieren, sind mir durchaus bewußt.*

47 *Selig, wer die Fähigkeit hat, an Gott zu glauben und ihn wahrzunehmen. Viele Menschen geben zwar vor, an einen Gott zu glauben, aber in Wirklichkeit glauben sie nur an das, was für sie kompetente Menschen über Gott erzählen. Ein Gott im menschlichen Sinne, nicht intellektuell reflektiert, ist immer eine Projektion der eigenen Vorstellung und von daher begrenzt und diskriminierend. Es gibt Menschen, die sich als Atheisten bezeichnen. Auch wenn sie sich vom Gottesglauben distanzieren, indem ein auf der Wolke schwebender Herrgott als eine zu primitive Vorstellung abgelehnt wird und damit auch der Gottesglaube generell, sind sie, die selbsternannten Atheisten, immer noch Kinder unserer christlichen Welt. Erst wenn man sich wirklich eingehend und intensiv mit anderen Kulturen und Religionen konfrontierte, weiß unsereins, wie fast unmöglich es ist, nicht in christlichen Werten zu denken, oder man kann sagen, kein Christ zu sein.*

Es mag zwar einem Atheisten der lebendige Glaube an einen Gott fehlen, das aber unterscheidet ihn trotzdem nicht wesentlich vom Gottgläubigen im allgemeinen. Denn beide glauben an ein Spezialistentum. Die Inbrunst, mit der sie an die Sache glauben, unterscheidet sich nicht von dem, was man früher als Aberglauben bezeichnet hat. Die einen glauben an die Gottesspezialisten und die anderen an die Fortschrittsspezialisten. Nicht Wunder, wenn beide Seiten ihrer Gottverlassenheit zum Opfer fallen. Die weitverbreitete Depression, das übertriebene Sicherheitsdenken und die Wertediskussionen sind deutliche Zeichen dafür.

Krankheit verlangt Veränderung

50 *In der Kunst ist es sehr wichtig darauf zu achten, daß alles künstlerische einem wirklich gefällt. Fühlen Sie sich zB. nicht unbedingt der modernen Kunst verpflichtet. So schön sie sein kann, es kann auch der letzte Mist sein. Bedenken Sie bitte, daß wir in einer kranken Pseudogesellschaft leben. Jeder will des Kaisers neue Kleider erkennen, keiner möchte so sein wie Adolf Hitler. Der hat alles Moderne als schlecht befunden, befinden Sie deshalb nicht alles Moderne als gut!*

In der Schweiz zB. haben es die Verantwortlichen im Kunstmuseum Bern 2005 fertig gebracht, einen zerstückelten Fötus als angebliches Kunstobjekt auszustellen. Hat man Humor, wenn man über schlechte Witze lacht, oder Kunstsinn, wenn man jeden Wulst frißt? Oder hat man Angst davor, für eine Art Hitler gehalten zu werden, weil man in Wirklichkeit tief im Innern auch so ein Hinterteil ist, es aber nicht wahrhaben möchte und mit scheinbarem Kunstverständnis darüber hinwegzutäuschen versucht. Weil sich einige Besucher in der Ausstellung entrüsteten und Anzeige erstatteten, hat man eine Expertenkommission einberufen, um über diese Abscheulichkeit zu beraten. Zudem warb man um Verständnis für die Situation des Künstlers und seines Kulturkreises. Meine ethische Überzeugung macht aber nicht vor irgendeiner Grenze auf diesem runden Erdenball halt, solange ich überhaupt noch eine habe!

Pablo Picasso gestand im Jahre 1952, daß heutzutage einem intellektuellen Scharlatan alle Wege offen stehen und daß die Kunst für das Volk nicht mehr sei, um in ihr Trost und Erhebung zu finden. Aber die reichen, überspannten Effekthascher greifen nach Neuem, Seltsamen und Anstößigem.

Mit spielerischen Rätseln und vielen Scherzen, die ihm gerade eingefallen sind, hat er Kritiker zufriedengestellt und je weniger sie verstanden haben, desto mehr haben sie ihn bewundert. Dadurch sei er jetzt reich. Aber als ein großer Künstler wie zB. Rembrandt oder Tizian sah er sich nicht. Picasso sah sich als Spaßmacher, der die Dummheit und Eitelkeit seiner Zeitgenossen ausnutzte.
Ja lieber Leser, seien Sie nicht dumm!

Psychosomatik

55 *Die Kritik an der Schule gilt nicht nur für „Lernbehinderte". 70% des gelernten Schulinhalts sind von den meisten Kindern nach Ablauf der Schule nicht mehr zu rekapitulieren. In den wichtigsten Jahren ihrer Entwicklung werden sie gezwungen, ruhig an einem Tisch zu sitzen. Das vorgegebene Lernpensum nimmt dem Kind nicht nur den Raum für seine geistige Entwicklung, auch Fingerfertigkeiten können keine entstehen. Die motorische Entwicklung ist sehr wichtig, wird* *aber von der Schule vollkommen ignoriert. Arbeitslosigkeit als Folge daraus darf dann nicht wundern. Ein Mensch mit eigenem Kopf und erworbener Fingerfertigkeit wird nicht in Arbeitsmarktabhängigkeit stehen. Niemandem scheint es bisher aufgefallen, daß handwerkliches Können fast gänzlich verschwunden ist und es sich nur noch auf das Montieren von Fertigteilen und Bedienen von Maschinen beschränkt. Die Handwerkskammer müßte schon längst in Montagekammer umbenannt worden sein. Ginge es der Schule um Bildung, würden nicht so viele Schüler unter der Angst leiden, von ihr aussortiert zu werden. Die Schule ist nicht nur eine Bildungsinstitution in starren Bahnen, sondern auch eine Sortieranlage für die Marktwirtschaft, die nicht freundlicher mit ihren Zöglingen umgeht als ein Apartheidsystem. Das Versagen der Schule wird auf den Schüler umgedeutet. Warum hat nicht jeder das Recht, an einer Universität sein Interessengebiet zu studieren*[(58)]*, so wie es ihm gefällt?*

Weshalb muß sich ein Student verwerfliche Lerninhalte aneignen, hinter denen er nicht steht? Mit welchem Recht verbietet man einem Menschen seine Fähigkeiten anzuwenden, nur weil er bestimmte Institutionen nicht durchlaufen hat? Ich möchte ja nicht in Frage stellen, daß dann für sein Können und sein Talent ein praktischer Beweis erbracht werden muß.

Jeder Mensch muß die Möglichkeit erhalten, seine eigenen Fähigkeiten darzustellen. Der krampfhafte Versuch, das Niveau der Masse durch mehr Schule zu heben, verwässert alles, was anders, ausgezeichnet, persönlich, wirklich begabt und erlesen ist. Wie schreibt Wilhelm Busch in der Geschichte von „Max und Moritz", die eigentlich jeder kennen dürfte:

Nicht allein das ABC bringt
den Menschen in die Höhe,
nicht allein im Schreiben, Lesen
übt sich ein vernünftig Wesen;
nicht allein in Rechnungssachen
soll der Mensch sich Mühe machen;
sondern auch der Weisheit Lehren
muß man mit Vergnügen hören.
Daß dies mit Verstand geschah,
war Herr Lehrer Lämpel da.

Wenn aber weder bei den Lehrern noch in den Entscheidungsgremien Weisheit existiert, sondern statt dessen Expertenwissen - was soll sich da entwickeln? So war früher an das Medizinstudium ein Philosophiestudium geknüpft. Das hatte durchaus seine Berechtigung. Der Weisheit Lehre formt den Menschen und seine Kultur und bestimmt deren Wert. Heute werden diese Werte dem Kommerz und der Bequemlichkeit geopfert, woraus Unbehagen erfolgt. Auf die Fingerfertigkeit der Kinder brauchte Wilhelm Busch noch nicht hinzuweisen, so selbstverständlich war sie in seiner Zeit - keine Industrialisierung und Überspezialisierung. Heute haben die Kinder nicht nur kein Geschick; immer häufiger treffen wir auf intellektuell und kulturell verwahrloste Kinder aus einem bisher unauffälligen Elternhaus! Dem kann erst einmal die Ganztagsschule wirkungsvoll entgegentreten. Die Eltern auf diese Möglichkeit anzusprechen, halte ich für eine notwendige Maßnahme. Nur wehre ich mich dagegen, wenn undifferenziert alle Kinder in diese Zwangsjacke hineingesteckt werden sollen. Eine Hilfsschule fördert lernbehinderte Kinder, keiner hat daran Zweifel. Begabte Kinder würden in der Hilfsschule zu Dummköpfen erzogen. Es ist richtig, wenn begabte Kinder gefördert werden. Aber ich möchte hinzufügen: Begabungen sind nicht zu instrumentalisieren. Woher die Industrie die für sie brauchbaren Menschen hernimmt, bleibt deren Sache. Früher wurde das Personal mit attraktiven Angeboten angeworben und nach eigenen Wünschen ausgebildet. Heute mischt sich die Industrie in die Schulen mit ein und nimmt Einfluß auf den Unterricht. Wie schon geschehen, werden Schüler sogar dazu aufgefordert, Schlechtkost zu essen, damit die entsprechende Firma Turngeräte finanziert, also die Schule unterstützt. Das sind brutale Entwicklungen, in die man erst hineinwachsen muß, um keinen Schreikrampf zu bekommen. Nach der Schule kommen die einen ins Töpfchen, mit der Gewißheit, eine austauschbare Nummer zu sein und der Rest, ihrer Begabung beraubt, wird als unbrauchbar wie Überschußorangen auf die Müllhalde gekippt. Und wenn wir die Dinge einmal ehrlich betrachten, so muß man doch zugeben, daß sogar die meisten Arbeitsplätze, die einen akademischen Abschluß verlangen, genausogut von regsamen Nichtakademikern belegt werden könnten. Immerhin hat es uns ein findiger Postbote vorgemacht, der den Platz eines Chefarztes einnahm und das zu aller Zufriedenheit. Leider wurde er wegen Verrats seines Postens wieder enthoben.

Es war Ivan Illich, der die Schule als Ritual bezeichnete, ähnlich einem Regentanz. Bleibt der Regen trotzdem aus, wird umso wilder getanzt und genauso wird auf die immer schlechter werdende Leistung der Schüler reagiert. Richten wir kurz den Blick nach Frankreich: Bereits ab dem dritten Lebensjahr werden die Kinder auf das Schulsystem vorbereitet. Mit Ganztagsschulen versucht man das Maximum an Wissen zu vermitteln. Wem das nicht reicht, darf sich in einer Eliteschule auf Höchstform bringen lassen. Und was hat dieses Schulsystem in Frankreich bisher bewirkt? Obwohl jeder Franzose seinen Deutsch- oder Englischunterricht hinter sich hat, kommen Sie mit diesen Sprachen in diesem Land nicht weit. Menschen, die in Frankreich durch schöpferische Leistungen in den Vordergrund treten, sind mir nicht bekannt. Und wenn die Franzosen dann auch noch im europäischen Vergleich den geringsten Intelligenzquotienten aufweisen, dann auch wegen dieser Überbeschulung, die dem Kind keinen Raum läßt, eigene Fähigkeiten zu entwickeln.

Was muß sich ändern? Die Schule muß sich wieder darauf besinnen, den Schülern eine Fertigkeit in Rechnen, Schreiben und Lesen beizubringen. Das Üben dieser Fähigkeiten, und nur durch Üben entstehen sie, wird heute sträflich vernachlässigt. Dafür gibt man sich alle Mühe, die Zöglinge wie Weihnachtsgänse mit Inhalten vollzustopfen. Den Kindern muß man aber Zeit lassen, die Zusammenhänge erst einmal zu begreifen. Die Schulen vermitteln überwiegend Faktenwissen, das mit der Lebensrealität nichts zu tun hat. Deshalb muß sich der Unterricht am praktischen Leben orientieren, und das ist vielseitig. Auch Lösungswege.

Anstelle der kindischen Bastelstunden gehörte bereits schon in der ersten Klasse der praktische Unterricht von Hauswirtschaft und Handwerk. Wenn der Schüler die Schule verläßt, soll er dazu befähigt sein, alles zu bewerkstelligen, was das tägliche Leben von ihm abverlangt. Dazu gehört auch das Geschick, alle Arbeiten, zB. an einem Haus, selbst zu beheben. Das Ziel der Schule muß es sein, eine unabhängige und selbständige Gesellschaft zu fördern und keine bedürftigen Mängelwesen, sprich Konsumenten, die der Industrie zum Fressen vorgeworfen werden.

Als ich 1980 im Schichtdienstbetrieb arbeitete, gingen sämtliche Kollegen einer zweiten betriebsfremden Arbeit nach. Nicht weil sie finanziell darauf angewiesen waren, sondern weil sie soviel Geschick bewiesen, um noch andere Aufgaben wahrzunehmen, für die eine Nachfrage bestand. Ihre Fähigkeiten hatten sie durch eine frühere Berufsausbildung und durch eigenes Engagement erworben. Sämtliche Aufgaben, die am Arbeitsplatz anfielen, wurden vom Personal selbst getätigt. Alle Mitarbeiter beendeten damals ihre schulische Laufbahn mit der Hauptschule. Heute sind diese Arbeitsstellen überwiegend mit Abiturienten belegt. Dagegen ist nichts einzuwenden. Aber sämtliche Aufgaben, die innerhalb des Betriebes anfallen, und nicht definitiv zu ihrem Arbeitsbereich gehören, müssen heute von Fremdfirmen erledigt werden. Praktisch keiner mehr hat außerhalb der Firma einen zweiten Aufgabenbereich. Und das nicht auf Grund des Arbeitsmangels, sondern weil die Leute zu mehr nicht mehr zu gebrauchen sind. Dafür studieren sie sehr interessiert die Arbeitnehmerrechte. Ob sie ihre Aufgaben, für die sie eingestellt sind, besser erfüllen als das frühere Personal - daran habe ich meine berechtigten Zweifel. Was ihnen fehlt, sind die Kreativität und das notwendige Geschick, selbständig zu arbeiten und der mangelnde Wille, sich mit dem Betrieb zu identifizieren. Was sie haben, ist die berechtigte Angst vor der Arbeitslosigkeit. Die Ursache ihrer Unfähigkeit ist einfach zu finden: die vorenthaltene Zeit, sich mit den praktischen Dingen des Lebens zu beschäftigen.

Als sehr wichtig erachte ich es, daß alle Kinder bis zur neunten Klasse gemeinsam unterrichtet werden. Das ist notwendig, damit unsere Gesellschaft nicht weiter auseinanderdriftet. Nicht die unterschiedliche Wirtschaftskraft der einzelnen Personenhaushalte spaltet unsere Gesellschaft, sondern der geistig-kulturelle Unterschied. Die Hervorhebung materiellen Unterschieds finden wir besonders bei geistig geringerer Präsenz, wegen der Kompensation - das dürfte ja wohl jedem klar sein, denke ich. Kein Mensch mit gesundem Geist und Selbstbewußtsein guckt auf einen materiell ärmeren überheblich hinab.

Kinder aus den staatlich geförderten Unterschichten stoßen oft schon mit 12 Jahren an die geistige Leistungsgrenze ihrer Eltern. Wer hier keine weiteren Anregungen bekommt, wird in seinem Niveau dort stehenbleiben, wo auch seine Eltern sind. Deswegen ist es mehr als wichtig, daß diese Kinder zusätzliche Orientierungshilfen angeboten bekommen. Selektiert man diese Kinder, auch wenn es „Förderprogramm" genannt wird, bekommen sie diese Orientierungshilfe entzogen. Was dem Menschen eine Position in der Gesellschaft verschafft, ist wesentlich von seinen erlernten Umgangsformen und seiner Einstellung abhängig. Das lernt der Mensch nur im Umgang mit anderen Menschen, die über solche Fähigkeiten verfügen. Ein eigens dafür ausgebildeter Lehrer reicht dazu nicht aus. Chancengleichheit kann nur dort entstehen, wo sich alle im gleichen Milieu bewegen dürfen, und das versuchen die Schulen in den meisten Ländern mit allen Mitteln zu verhindern. Unser Bildungssystem ist auf Ausgrenzung ausgelegt, weil unsere Bildungsexperten die Kinder nach Werten bemessen, insbesondere wirtschaftlichen Werten, und dagegen muß man sich wehren.

Weil sich in absehbarer Zukunft diese prekäre Situation nicht ändern wird, können sich die Eltern nicht mehr achselzuckend aus der Verantwortung stehlen, statt dessen müssen sie jetzt selbst aktiv werden. Die Eltern müssen gegen die Schule und all die negativen Entwicklungen protestieren. Sie können nicht zulassen, wie ihre Kinder als Marionetten von Interessensvertretern und Bildungsexperimentatoren mißbraucht und verstümmelt werden. Die Notengebung gehört abgeschafft, die Kinder sollen ihren Unterricht bis zu einem gewissen Rahmen selbst gestalten dürfen und jedes Kind soll Zugang in die Bildungseinrichtung seiner Wünsche erhalten. Aber auch die Eltern müssen sich engagieren, in dem sie zB. ihre noch verbliebenen Fähigkeiten in Vorbildfunktion und nicht durch Zwang an die Kinder weitergeben. Leider werden sie oft statt dessen vor dem Bildschirm abgesetzt. Das Kind hat an solcher Unterhaltung von sich aus kein Interesse, sondern das sind Fluchten, die aus einer Gesellschaftsresignation entstehen. Ein Kind bringt eine gehörige Portion an Lebensenergie mit auf diese Welt und möchte seine Fähigkeiten entwickeln und Neues hinzulernen. Die Erwachsenen müssen sich die ernsthafte Frage gefallen lassen, was sie dazu beitragen und warum die Lebensenergie ihrer Kinder oft so schnell erlischt! Gewiß, die meisten Eltern unternehmen etwas mit ihren Kindern. Das hat aber überwiegend oberflächlichen Unterhaltungswert. Also nichts, was die Kinder zum Leben inspiriert und sie neugierig werden läßt.

Unsere Gesellschaft muß sich auch endlich wieder von diesem Bildungswahn entfernen. „Genug ist genug - Die Kunst des Aufhörens" wie das Marianne Gronemeyer mit ihrem neuen Buch so treffend tituliert. Dieser Buchtitel sollte ein Leitgedanke unserer Zeit werden. Komischerweise ächtet unsere Gesellschaft Kinderarbeit, andererseits sitzen Kinder manchmal 35 Stunden wöchentlich in einer Schule. Manche Kinder leiden unsäglich darunter, werden krank oder begehen sogar Selbstmord (Tendenz steigend). Kein Kinderschutzbund, kein Jugendamt, kein Politiker noch die Eltern fühlen sich deswegen in die Pflicht genommen. Als Kind hatte ich für 10 Pfennig die Stunde in einer Gärtnerei Blumentöpfe geputzt. Das war sehr begehrt unter uns Kindern und wir waren stolz darauf. Heute würde der Inhaber der Gärtnerei eine Anzeige bekommen. Die Schule war für mich Seelenfolter vom ersten bis zum letzten Tag. Nur außerhalb der Schule fand ich Möglichkeiten, mich wirklich zu bilden. Die Schule bot dafür keinen Platz, da gab es nur ein Programm. Was interessiert ein Kind, wieviel Abgeordnete in einem Parlament sitzen und wann der Dreißigjährige Krieg stattgefunden hat, da ein Kind zudem noch keinen Zeitbegriff hat. Vielleicht jene Zeitgenossen, die auch daran glauben, daß man mit Kreuzworträtsel den geistigen Zerfall aufhalten könne und nicht merken, daß die Kreuzworträtselintelligenz bereits Inhalt geistiger Abnahme ist. Ohne Zweifel kann Schule auch interessieren. Intelligenz und Bildung sind zwei verschieden Begriffe. Wenn man die Köpfe in der Schule darauf trimmt, optimal zu funktionieren, verliert sich jedes autarke und kreative Denken. Die viel bescholtene zunehmende Dummheit.

Die Krise und der Unmut, welche unser Land durchziehen, sind nicht die Schuld irgendeiner Partei oder irgendwelcher im Untergrund agierenden Geheimbünde, wie das manche Verschwörungstheoretiker glauben zu wissen. Die Situation ist viel prekärer. Das System hat sich zu einem Selbstläufer entwickelt. Allerdings trägt unsere Politik dazu bei, ein solches System aufrecht zu erhalten. Selbst die Grünen haben daran nichts geändert. Vor der „grünen" Politik hat es zB. keinen genmanipulierten Pflanzenanbau gegeben, nach deren Politik waren es 1000 Hektar. Die Pestizidbelastungen von Obst und Gemüse sind während der Grünen-Amtszeit bisweilen um das 20fache überschritten worden, ohne daß daraus Konsequenzen gezogen wurden. Selbstverständlich wäre dies auch ohne eine „grüne" Politik geschehen. Und trotzdem haben diese Leute „regiert", ohne dagegen aufzuschreien. Und das ist ihnen vorzuwerfen!

Wir sind mit einem offensichtlich durchgängigen Versagen der Politik konfrontiert. Alle Parteien vernachlässigen letztendlich den sozialen Aspekt der Volkswirtschaft, weil die bestehende kapitalistisch geprägte Volkswirtschaft unbedingt gerettet werden muß und weil sie sich eine andere nicht vorstellen können. Nun wissen Sie auch, warum jeder, aber auch jeder als Politiker zum „Realpolitiker" wird. Allerdings - war er vorher ein Revoluzzer, ist er heute ein Geck im „Boss-Anzug" mit ganz, ganz gutem Wein oder ganz großer Zigarre.

Die geistig kulturelle Entwicklung der Gesellschaft wird sträflich vernachlässigt und jeden Gedanken daran, daß der Mensch auch ohne Lohnarbeit und Beschulung existieren könnte, verbietet die ökonomische Sichtweise. Was wir heute als soziale Randgruppe bezeichnen und die Politik mit allen Mitteln zu verhindern versucht, ist nicht das Ergebnis fehlender Arbeitsplätze oder mangelnder Beschulung, sondern das Ergebnis unserer Industrialisierung. Wer heute keinen wirtschaftlichen Beitrag leistet, wird verwaltet und verliert sein Recht auf Entfaltung. Wer glaubt, mit Geld und Konsumgütern die Menschen glücklich machen zu können, fördert eine Gesellschaft, die sich irgendwann selbst nicht mehr erträgt und die mit ihrer Frustration, Gleichgültigkeit, Ideenlosigkeit und Langeweile alles zum Einstürzen bringt.

Unsere Demokratie leidet unter profilierungssüchtigen Proleten, die sich über die Partei Zugang zur Macht verschafften. Das ist das Risiko einer jeden parlamentarischen Demokratie. Viele Wahlberechtigte entscheiden nach polemischen Gesichtspunkten. Das bringt „Volksvertreter" hervor, die entsprechend damit umzugehen wissen. Wenn der Wähler auf ein Wahlplakat nicht beleidigt reagiert, oder sich gar stolz als „mündig" bezeichnen läßt - nur ein kleines

Kind freut sich, wenn wir sagen: „Du bist schon groß!" –, sehen wir, wo die Gesellschaft an ihre Grenzen stößt. So können Politiker ungeniert mit Parolen argumentieren, statt ein Programm zu bieten, und fast keinem fällt das auf.

Diese Kindergartenpolitik, die wir heute leider haben, entwickelt ein gefährliches Bild, weil keiner mehr etwas Ernsthaftes von der Politik erwartet und niemand weiß, wofür er noch seine Steuern bezahlt. Wo Politiker ratlos sind und das sind sie meistens, werden Privatunternehmen und Wirtschaftsverbände delegiert, um Parteiprogramme zu schreiben, oder es werden ungeniert ganze Staatseinrichtungen an die Privatwirtschaft verkauft. Daß so etwas der Bevölkerung auf Dauer teuer zu stehen kommt, kann man sich leicht ausrechnen- dazu bedarf es keiner umfassenden Wirtschaftskenntnis. Bereits jetzt schon finden 90 % aller Korruptionsfälle in den privatisierten ehemaligen Staatsbereichen statt, die der Bürger dann mitzutragen hat.

Wird der Staat zahlungsunfähig, übernehmen die Finanziers die Macht. Das betrifft zB. viele Länder in Afrika, wo Finanzbosse mit Banden das Land regieren. Aber auch in Ländern wie der USA herrscht mancherorts die brachiale Gewalt der Geldgeber, wie zB. in den Armenvierteln von New York, weil dem Staat die finanziellen Mittel fehlen, um die Kontrolle auszuüben. In unserem Land deuten sich ähnliche Verhältnisse an, auch wenn wir uns mit anderen Ländern noch nicht vergleichen lassen müssen. Aber bereits jetzt kommt unser Staat vielen Aufgaben nicht mehr nach und trotzdem plädieren viele Politiker dafür, die Steuern weiter zu senken, obwohl der Staatshaushalt bereits einem Konkursunternehmen gleicht. Wer in unserem Land Steuern bezahlt, hat das Geld dazu. Manche haben allerdings das Geld und zahlen trotzdem nicht. Das liegt aber daran, daß die Privatwirtschaft die Politik nach ihren Wünschen delegiert und zum Teil auch selbst Regierungsarbeit leistet.

Nur durch eine gestaffelte Gewinnsteuer, die ruhig bis auf 60 % angehoben werden darf, ist die viel gescholtene Einkommensschere zu vermeiden. Bevor der Unternehmer viel abführen muß, ist er eher bereit, in sein Unternehmen zu investieren, statt die Einnahmen an das Finanzamt weiter zu reichen - frühere erfolgreiche Steuer- bzw. Wirtschaftspolitik. Wirtschaftsökonomen versuchen den

Geringverdienern das Gegenteil einzureden. Aber wer ist denn eher geneigt zu investieren - ein Großverdiener von heute, der seine Einnahmen für private Luxusgüter ausgeben darf - oder einer, wie noch vor 20 Jahren, der seine Investition nur mit 40% finanziert, weil das Finanzamt durch Rückerstattung die anderen 60% übernimmt? Für ein Unternehmen sollte eine finanzielle Rücklage steuerfrei zu erwirtschaften sein, wogegen für Maschinen, die Arbeitskräfte ersetzen, eine jährliche Abgabensteuer eingeführt werden müßte.
Der Staat hat die Aufgabe, Rahmenbedingungen zu schaffen, die ein wirtschaftliches und soziales Miteinander ermöglichen. Damit einzelne Interessenvertreter keine Vorteile erringen, brauchen wir dringend eine Quotenregelung, die alle Bevölkerungsschichten in der Politik vertreten sein läßt. Es kann nicht sein, daß überwiegend Rechtsanwälte und ehemalige Lehrer unser Schicksal bestimmen oder Wirtschaftslobbyisten politische Ämter übernehmen. Im Zufallsverfahren ausgewählte Menschen sollten ähnlich einem Schöffen eine bestimmte Zeit lang den Politikern zur Seite gestellt werden. Gesetze müssen im Vorhinein öffentlich diskutiert und ausgearbeitet und nicht mit privaten Interessensgruppen geplant werden. Nur wo Transparenz besteht, nicht durch mehr Kontrolle, wird durch Moral ein gesunder Boden entstehen.

Die moderne Mafia legalisiert sich durch Gesetzesentwürfe, auf die sie Einfluß nimmt. Nicht ohne Grund stehen manche Gesetzesentwürfe bis zu ihrer Unterzeichnung unter Geheimhaltung. Um die Masse ruhig zu halten, wird der Bevölkerung mit großen Reden ein überhöhter Anspruch vorgeworfen. Gleichzeitig stopfen sich die Macher mit einer noch nie dagewesenen Dreistigkeit die Taschen voll Geld und das auf Kosten der Gesamtbevölkerung. Aufsichtsräte und Manager sind keine Eigentümer. Von daher wäre es auch Aufgabe der Gewerkschaft, für eine gerechte Verteilung der Gewinne zu sorgen.

Zinsen und Spekulationsgewinne gehören hoch versteuert, weil sie der arbeitenden Bevölkerung das Geld stehlen.

Mit immer mehr Vorschriften und Regelungen versucht man den bereits entstandenen Schaden zu begrenzen. Nicht Demokratie, sondern Bürokratie regiert das Land. Der Deutsche hat sich schon so sehr an das Handeln nach Richtlinien gewöhnt, daß es ihm in Fleisch und Blut übergegangen ist und es scheint, als wäre es genetisch bereits verankert. Der größte Irrsinn, mit einer Vorschrift begründet, läßt die Menschen verstummen, als hätten die Götter gesprochen. Wo keine Vorschrift die Richtung bestimmt, erlischt jede Initiative. Um dieses Erstarren zu lösen, müssen die meisten Vorschriften in Regeln umgeändert werden. Regeln haben ihre Berechtigung, um Interessenskonflikte beizulegen. Wo dieser Konflikt nicht besteht, hat die Regel keine Gültigkeit. Das ist kein liberalistisches Parteiprogramm, das ich vertrete, denn auf die grenzenlose Entfaltung würde der gesellschaftliche Untergang folgen.

Ein Problem stellen heute auch der Rundfunk und die öffentliche Presse dar. Sie postiert sich wie die zweite Macht im Staat. Von einer unabhängigen und neutralen Berichterstattung kann oftmals keine Rede sein. Wer Öffentlichkeitsarbeit in diesem Umfang betreibt, muß auch generell dazu verpflichtet werden, Gegendarstellungen und Ergänzungen zu veröffentlichen. Dies kann nur verweigert werden, wenn sich die Stellungnahme als falsch erweist.

Zukunft hat das bisherige System und seine Politik mit Sicherheit nicht. Die moralische Dekadenz, die sich überall zeigt, hat ein erschreckendes Gesicht. Und trotzdem oder gerade darum müssen sich die Bürger vermehrt in die Politik einbringen, damit die Staatsmacht nicht privaten Interessensgruppen überlassen wird. Ein Staat ist wesentlich schneller zerstört als wieder aufgebaut. Ein funktionierender Staat kann nur bestehen, wenn die Bevölkerung Interesse daran zeigt und sich einbringt. Zur Wahl gehen, um eine bestimmte Partei zu wählen, reicht nicht aus! Zudem kann die Wahl erst dann als wirklich demokratischer Akt bezeichnet werden, wenn wir Personen auch abwählen können. Das „kleinere Übel“ zu wählen ist eine schlechte Alternative und verdient nicht den Namen Demokratie.

Die Bevölkerung hat kaum eine Chance, die Politiker mit ihren Problemen zu konfrontieren, weil diese es bestens verstehen, Argumente zu ignorieren und rhetorisch umzuwandeln. Oder man kommt erst gar nicht zu Wort. Mit Stereotypen und Phrasendrescherei wird die Bevölkerung ausgegrenzt und es wird dem Antragsteller die Zeit genommen, sein Anliegen zu formulieren. Diese simple wie auch wirkungsvolle Taktik beruht nur auf einer einfachen Struktur: Stellen Sie eine beliebige Frage - Sie werden immer wieder mit dem selben

Leitgedanken des Politikers konfrontiert! Und wer damit seine Frage nicht beantwortet glaubt, dem wird unterstellt, die Antwort nicht verstanden zu haben und dann wiederholt der Redner sein Geschwätz. Bei einer solchen Diskussionsrunde kann ich nur empfehlen, eine Glocke bei der Hand zu haben. Wer innerhalb von zwei Minuten nicht in der Lage ist, Wesentliches zum Ausdruck zu bringen, wird durch lautes Gebimmel abgewürgt. Zwei Minuten sind im Alltag eine lange Redezeit. Der unbedarfte Mensch kommt nicht gegen die einstudierte Gesprächsführung an, weshalb diese Strukturen erst durch unhöfliche Mittel zerstört werden müssen. Immer höflich bleiben zu wollen ist eine Form der Selbstverneinung.

Unseren Politikern wird fälschlicherweise Machtbesessenheit vorgeworfen. Das kann man aber so nicht sagen, denn viele versuchen nur ihre Profilneurose zu befriedigen und haben keine Visionen. Sonst bräuchten sie sich auch kein Parteiprogramm schreiben zu lassen, denn Visionen haben etwas mit wirklicher Individualität zu tun, die sich durchsetzen will. Der Zwang, stets Repräsentanz zeigen zu müssen und immer darum bemüht zu sein, freundlich in eine Kamera zu lächeln, weil man es von ihnen so erwartet, überfordert diese Menschen. Entsprechend oberflächlich, ignorant und dann auch realitätsfremd werden sie, wenn sie es nicht schon vorher waren. Das steht natürlich im Gegensatz zu einer vernünftigen politischen Arbeit, auch wenn sie bestimmt von vielen trotzdem angestrebt wird. Sicherlich fühlen sich diese Menschen durch meine Äußerungen gekränkt und beleidigt und werfen mir Ahnungslosigkeit vor. Gewiß, die Politiker haben ein unglaubliches Arbeitsprogramm Tag für Tag zu bewältigen, das ihnen kein Privatleben mehr läßt, und daß die meisten nur das Beste für die Gesellschaft wollen, glaube ich gerne. Aber das alles entschuldigt nicht die Ignoranz oder Blindheit für das, was sie anrichten. Wenn sie sich noch einen realistischen Blick bewahrt hätten, müßten sie offen dazu stehen, daß unter den Voraussetzungen, wie sie heute bestehen, so gut, wie keine vernünftige Politikarbeit mehr geleistet werden kann.

56 *Wenn Bewußtheit verlorengeht, reagiert der Mensch nach seinem persönlichen Empfinden. In diesem Zustand kann er seine Situation nicht mehr deutlich artikulieren, weshalb er zB. einfach nur nach Hilfe ruft. Dieser Ausdruck des Unbewußten ist die letzte Instanz, lebenserhaltende Veränderungen herbeizurufen, die zu gegebener Zeit nicht vorhanden sind. Auch unsere Träume stammen aus diesem unbewußten Bereich. Rational sind sie schwer zu erfassen, besitzen aber die gleiche Funktion, nämlich das Leben zu erhalten, weshalb wir ihnen immer Beachtung schenken müssen.*

57 *Bei zu enger Bindung an einen Verstorbenen erscheint dieser in Träumen nicht selten als Monster, um den notwendigen Abstand zu bewirken.*

(58) *Vom Studieren kann schon lange keine Rede mehr sein, denn die meisten Universitäten sind längst zu Lernanstalten verkommen. Studieren bedeutet Erforschen eines Sachverhaltes, bei dem das Ergebnis erst einmal offen ist. Forschungsgeist und Nachdenken sind die unabdingbaren Voraussetzungen dazu. Im Schulunterricht ist das Ergebnis vorgegeben. Hier sind talentierte Nachschwätzer gefragt. Es darf dann nicht wundern, wenn sich in akademischen Kreisen immer wieder Behauptungen etablieren, deren Falschheit bereits der interessierte Laie durchschaut. Wie auch in der Kunst sollen wir wieder mal des Kaisers neue Kleider bewundern.*

Leben heißt teilhaben

65 *Wie kann zwischen Eltern und Kind ein wünschenswertes Verhältnis entstehen, wenn das Kind bereits in den Anfängen seines Lebens durch die Vorsorgeuntersuchung zum Gegentand einer möglichen Abtreibung gemacht wird. Wer nicht vorbehaltlos angenommen wird, hat keinen sicheren Platz im Leben der Familie. Die Tyrannei, die den Kindern oftmals unterstellt wird, ist nichts anderes, als der krampfhafte Versuch, die Lücke zwischen sich und den Eltern zu schließen. Das „ungezogene" Kind rückt mit seinem Benehmen auf den Platz, von dem es sich verstoßen fühlt. Dafür nimmt es auch gerne Schläge in Kauf. Wer Schläge hinnimmt, zeigt* *sich mit der Rolle einer Randerscheinung nicht zufrieden und beweist damit, daß er mehr zu tragen bereit ist, als wir ihm absprechen.*

66 *Die Kinder kann man nicht früh genug an unsere kulturellen Errungenschaften heranführen. Viele Theater bemühen sich darum, diesen Kulturschatz auch für sie zu bewahren. Im Massenangebot wird leider kindgerecht mit kindisch verwechselt, Lebenslust an Trivialität geknüpft. Kinder haben auch Interesse an Kunst und Kultur, nur scheitert es meist an den Eltern. Was Eltern ihren Kindern bieten, entspricht ihrem eigenen Anspruch. Kinder lernen die Welt über ihre Eltern kennen und gestalten sich ihr Umfeld nicht selbst. Lassen Sie das Kind Dinge aus der Natur, die es fasziniert mit nach Hause nehmen. Mehr Freude können Sie ihm nicht bereiten. Nicht umsonst schreien Kinder oftmals mehr wegen eines kleinen Stöckchens, als wegen eines teuer erworbenen Spielzeugs, das man ihnen abnehmen möchte. Kleine Kinder benötigen kein vorgefertigtes Spielzeug. Sie haben noch genügend Fantasie, um mit Stöcken, Wäscheklammern oder Gürteln sich stundenlang zu beschäftigen.*

Die Wirkung der Urtherapie läßt nicht auf sich warten

70 *Eine wissenschaftliche Studie kam zu folgendem Ergebnis: „Wer länger als 1,5 Stunden täglich vor dem Fernsehen verbringt, bei dem lassen sich erste Intelligenzdefizite nachweisen."*

Hierzu möchte ich allerdings anmerken: Dies ist aber nicht wegen der vielen niveaulosen Sendungen der Fall, denn Programmwahl und Zuschauer entsprechen sich.

Das passive Zuschauen läßt unsere begleitenden Gedanken, die wir sonst haben, herunterfahren, weshalb bei psychischer Belastung dem Fernsehen eine beruhigende Wirkung zugesprochen werden kann. Das kommt aber dem Rauswurf notwendiger Gedanken gleich, die dazu dienen sollen, Änderungen zu bewirken. Die geistige Bedürfnislosigkeit, die beim Fernsehen entsteht, macht den Menschen unfähig, seine Konflikte selbst zu lösen. Ein Teufelskreis. Die Medien haben sich auf die Folgen bereits eingestellt und agieren vorrangig fast nur noch als Versorgungseinrichtung geistiger Tiefflieger, der Einschaltquote wegen. Wer Veränderungen möchte, muß sich der Beruhigungsdroge

Fernsehen entsagen, denn die meisten Menschen kommen erst dann in Bewegung, wenn der Leidensdruck sie nötigt.

Es kommen aber noch zwei weitere Punkte hinzu, die bisher keine Berücksichtigung fanden: Das photorealistische Bild bewirkt Desinteresse an der Wirklichkeit. Je besser die Perspektive der Aufnahme ist, desto enttäuschender wird der reale Blick, weil der Betrachter die Dinge in dieser Präzision nicht wiederfindet. Der zweite Punkt liegt in der medialen Information. Der nur abstrakt informierte Mensch ist unbeholfen und schnell mit der Realität überfordert, weil sein Gelerntes fernab jeglicher Erfahrungswelt liegt, auf die man aufbauen muß. Weil das Fernsehen als ernsthafte Bedrohung für unsere Gesellschaft zu bewerten ist, insbesondere wegen der geistig schwächeren Gesellschaftsschicht, gehört die Sendezeit während der üblichen Zeit des Broterwerbs ausgesetzt.

Es ist ein Skandal, daß der damaligen Regierung Helmut Kohls bereits Studien vorlagen, die eindeutig belegen, welche katastrophale Folge die Kommerzialisierung des Fernsehens und die Ganztagsberieselung auf die Gesamtbevölkerung haben wird. Trotzdem hat sich die Regierung den Medienmachern verpflichtet gefühlt und das Fernsehen liberalisiert (Herr Kohl bekam von Herrn Kirch nach seiner Amtszeit auch einen sehr gut bezahlten Aufsichtsratsposten). Die kulturelle und intellektuelle Verwahrlosung der Bevölkerung stellt uns heute vor größere Probleme als die Arbeitslosigkeit, auch wenn das so noch nicht wahrgenommen wird.

Nicht zu leugnen: auch das Lesen von Ratgebern hat seine negativen Folgen. Das gelesene Wort wird oft über die eigene Erfahrung gestellt, weshalb abweichende Erkenntnisse in den Hintergrund treten und alles Eigene an Wert verliert.

72 *Für 15.-€ erhalten sie das Buch "Gesundheit heute - Laborwerte" von Arne Schäffler und Nicole Menche im Knaur Ratgeber Verlag ISBN 978-3-426-64578-9*

Das wohl beste Fachbuch kommt von Thomas Lothar, "Labor und Diagnose" ISBN: 978-3-9805215-5-0 und kostet 139.-€.

Braucht ein kranker Mensch Arzneimittel?

75 *Selbstverständlich kann man auch einwenden, daß viele neu entstandenen Krankheitsbilder der modernen Medizin bedürfen und so gesehen die Medizin doch eine Lebensverlängerung bewirkt. Diesen Einwand möchte ich noch nicht einmal von der Hand weisen. Wo bleibt aber jetzt der Protest gegenüber unserer Politik, die sich ökonomischen Werten verschrieben hat und es zuläßt, daß sich unsere gesundheitliche Lebenssituation dermaßen verschlechtert hat. Von keiner Seite besteht Zweifel, woher der allgemein schlechte Gesundheitszustand der Bevölkerung kommt. Die Statistiken sprechen hier mit eindeutigen Zahlen, wenigstens die sollten sich einige Ignoranten anschauen.*

76 *Die Strophanthus-Tinktur könnte auch heute noch die Menschen vor dem Herzinfarkttod bewahren. Sie wurde aber aus den Schubladen der Apotheken entfernt, weil sie keine Nebenwirkung hat und damit nicht in die Sammlung der allopathischen Arzneimittel eingeordnet werden darf. Und um eine Selbstversorgung zu vermeiden, hat man die Strophanthus-Tinktur unter Rezeptpflicht gestellt. Das ist die Enteignung der Gesundheit, wie das Ivan Illich schon vor über 30 Jahren vorhergesagt hat.*

Als Ersatz für diese Pflanzentinktur wird noch ein ähnliches Präparat unter dem Namen Strodival gehandelt. Leider kommt es des öfteren zu Lieferengpässen. Sie benötigen ein Rezept dafür.

77 *Wer einmal Menschen erlebt hat, die nur wenig Zugang zur Schlechtkost haben, ist erstaunt, über wieviel Vitalität diese Leute verfügen. Im Vergleich zu ihnen müßten bei uns 80% der Bevölkerung als behindert eingestuft werden.*

78 *Negative Entwicklungen zeigen sich inzwischen auch bei den Psychologen, deren Berufsverband sich intensiv darum bemüht, Strategien zu entwickeln, die den Menschen an die menschenverachtenden Entwicklungen anpassen. Solche Maßnahmen werden sogar als zukünftige Herausforderung dargestellt. Die Psychologen mit Moral kommen dadurch in ethische Konflikte. Wer therapiert dann* *eigentlich die Psychologen? Ihnen fehlt das notwendige Selbstbewußtsein. Durch diese moralische Dekadenz ist diesem Berufsstand so ziemlich alles egal, Hauptsache Geld, und ´ran an den Topf ausgebeuteter Zwangsversicherter! Das geht übrigens viel besser, wenn man sich freiwillig der Kassenärztlichen Vereinigung unterstellt, um direkten Zugang zur Kasse zu finden.*

79 *Was sich in der Gesellschaft fast unbemerkt etablierte, ist eine doktrinäre Expertenherrschaft, die sich über Gesetzesvorlagen legalisiert, unabhängig jeglicher Ethik. Die Macht der Experten bedeutet eine ernsthafte noch nicht wahrgenommene Gefahr. Wie die Mafia arbeiten die Drahtzieher im Dunkeln und finanzieren sich über die Großindustrie. Mit der Drohung von Untergang und Rückschritt versuchen die Interessensvertreter alles, bis sich der Letzte ihrem Diktat unterwirft. Wogegen die immer schlechter werdende Luft, die zunehmende Verseuchung von Wasser und Nahrung und die Zerstörung von Lebensraum bei all den Aktionen unberücksichtigt bleibt. Wer für sich in Anspruch nimmt, Patentrezepte zu besitzen, glaubt auch die Zukunft bestimmen zu dürfen und diskriminiert unduldbare Abweichler.*

Der Experte verschließt sich dem gesunden Menschenverstand und läßt nur gelten, was auf seiner Versuchsfläche beobachtet werden kann. Seiner Weltanschauung beugen sich die Politik und die Justiz gleichermaßen, auch wenn die Bevölkerung das nicht will. Denken wir dabei nur an das Aufstellen von Sendemasten oder die Genmanipulation. Rufen bestimmte Entwicklungen in der Gesellschaft ethische Bedenken hervor, wendet man sich an eine Ethikkommission. Wer über ethische Fragen und Moral diskutiert, beweist damit, daß er keine hat. Deshalb ist es zB. logisch konsequent, daß die katholische Kirche in Fragen der Abtreibung jede Diskussion verweigert.

Wie gefährlich Experten wirklich sein können, hat uns bereits der großartige Nobelpreisträger Otto Hahn bewiesen, der die Folgen seiner Kernspaltung überhaupt nicht abschätzen konnte und die Bedenken anderer Wissenschaftler, daß nämlich aus diesem Versuch eine Kettenreaktion erfolgen könnte, todesmutig ignorierte und seine Neugierde über den Welterhalt stellte.

Ungeachtet dessen, welche unglaublichen Folgen bereits aus der Kernspaltung schon entstanden sind, wird heute an der Kernfusion mutig weiter geforscht. Wie sagte bereits Goethe: „Die vornehmen Verbrecher werden höflich gegrüßt". Prinzipiell müßten alle Prozesse, die außerhalb unserer Kontrolle und nur unter optimalen Bedingungen kalkulierbar verlaufen, verworfen werden. Wie mir ein Insider berichtete, versucht man sogar schwarze Löcher zu erzeugen. Solche Techniken lösen nur bei solchen Menschen keine moralischen Bedenken aus, die eine gewisse Weltverachtung in sich tragen, was das Hantieren damit um so gefährlicher macht.

Auf keinen Fall darf man den Experten die Herrschaft überlassen, weil vielen die Weisheit, sprich die Umsicht, fehlt. Ein Experte ist und bleibt ein Fachidiot! Mit welcher Vorsicht man dem Experten begegnen soll, läßt sich auch daran erkennen, daß die vielen bekannten Zitate, die es über Experten gibt, ihn alle abwerten. Ein Zitat, das den Experten positiv hervorhebt, konnte ich nicht finden.

Aber für wen soll man heute noch seine Stimme erheben? Für eine Fernsehgesellschaft etwa, die einen beleidigenden Fernsehquatschmacher zum Mann des Jahres wählt? Für Menschen, die, wie 2005 in Asien geschehen, ihren Urlaub auf Liegestühlen zwischen Leichen verbringen? Für Menschen, die rücksichtslos alles vergiften, Hauptsache sie sehen für sich einen Vorteil darin? Oder für Menschen, die sich für ihre Kinder und Alten nicht mehr zuständig erklären und Verwahrstationen wie Kinderkrippen und Altenheime fordern, um sich aus der Verantwortung zu stehlen? Den einzigen Anspruch, den ich heute noch habe, ist Menschen Bestätigung und Raum zu geben, die ein Gewissen haben, zweifeln, nachdenken und nach wirklichen Idealen suchen.

Entwicklungsprozesse sind nicht aufzuhalten, wir werden sonst von ihnen überrollt. Jeder hat aber die Pflicht, von dem, was passiert, das menschliche abzuverlangen und das anzusprechen, was er hinter dem Deckmantel vermutet. Wir leben zwar nicht mehr in einem totalitären Staat, wo wir mit dem Leben bezahlen, wenn wir uns zu weit aus dem Fenster lehnen, aber wo es darum geht, gesellschaftlich Verwerfliches aufzudecken, wird der Mensch seltsamerweise verschwiegen, auch wenn es einen persönlich nicht betrifft. Aber gerade im Raum der Verschwiegenheit und dort, wo die einzelne Person sich namenlos hinter einer Institution verstecken kann, wird das Gift gebraut. Moral entsteht nur am öffentlichen Ort. Auch das öffentliche Pressewesen agiert hier um keinen Deut besser. Zu wichtig sind ihre Beziehungsgeflechte geworden, ohne die unsere Medien kaum noch überleben können. Selbstverlag und Internet sind eine wichtige Plattform geworden zur unzensierten Berichterstattung. Selbst der Bankrott Griechenlands war schon zwei Jahre vorher im Internet nachzulesen. Sogar das Datum, wann der Bankrott öffentlich wird, war bekannt. Schwierig wird es für den Leser immer bleiben, die Richtigkeit des Inhalts zu prüfen.

80 *Prof. Niemitz aus Leipzig hat 2003 in einem Gutachten bestätigt, daß die offizielle Krebstherapie jeglicher Wissenschaftlichkeit entbehrt und sich lediglich auf mathematische Wahrscheinlichkeiten stützt.*

Als ich ein Tondokument aus dem Gerichtsverfahren des zum Tode verurteilten KZ Arztes Prof. Dr. Karl Gebhardt zu hören bekam, stellte ich mir einige Fragen. Das Todesurteil war sicherlich schon vor Prozeßbeginn gefaßt worden und stand symbolisch für die Schuld vieler Ärzte aus dieser Zeit. Gebhardt war verantwortlicher Arzt für eine Reihe medizinischer Experimente an zum Tode verurteilter Frauen im Konzentrationslager Ravensbrück. Die medizinische Fachliteratur aus den Jahren 1940 - 45 läßt gut erkennen, zu was der Medizinbetrieb damals fähig war - und immer noch fähig ist, denn eine moralische Aufarbeitung hat nie stattgefunden! Die Sachlichkeit, mit der Gebhardt seine Rechtfertigungen vorgetragen hatte und die Begründungen, weshalb seine Experimente zum Überleben vieler Soldaten und angeblich auch verschiedener Versuchspersonen beigetragen habe, würde auch jeder heutige Arzt vortragen, wenn man ihn zB. der radikalen Tumortherapie bezichtigen würde. Um die Entrüstung der Mediziner zu dämpfen, möchte ich nur die Behandlung von Bauchspeicheldrüsenkrebs erwähnen und an die vielen aufgeflogenen Patientenversuche erinnern, die immer noch durchgeführt werden. Solche Versuche werden in der Öffentlichkeit zwar als Skandal aufgenommen, aber die Konsequenzen daraus sind nur kosmetischer Art. Die meisten Patientenversuche bewegen sich auf rechtlichem

Boden. Zum Gemeinwohl darf am Menschen geforscht werden, ohne daß die Betroffenen den Hintergrund erfahren müssen.

Bei einer Studie über Acetylsalicylsäure (ASS), wurden laut „Deutsches Ärzteblatt" vom 10.06.2005 fast 40 000 gesunde Frauen 10 Jahre lang einem Test unterzogen. Ein Teil der Frauen erhielt ein Placebo. Ich glaube kaum, daß die Frauen etwas von diesem Experiment gewußt haben, sondern statt dessen zum Wohle ihrer Gesundheit ausgegangen sind. So viele dumme Frauen hätten sich wohl kaum eingefunden. Das skandalöse an dieser Studie liegt zudem darin, daß es sich um gesunde Frauen handelte, denn ein schulmedizinisches Arzneimittel setzt ja die krankmachende Eigenschaft voraus. Der Arzt macht daraus auch keinen Hehl und rühmt sich der „Allopathie", also dem „anderen Leid", das er dem Patienten durch seine Behandlung zuführt. Heute geht man sogar davon aus, daß über die Hälfte aller behandlungsbedürftigen Erkrankungen auf das Konto einer vorausgegangenen Therapie gehen. Übrigens lautete das Studienergebnis: „Die Autoren raten von einer generellen Primärprävention mit Aspirin (ASS) bei Frauen ab." So etwas ist als experimentelle Therapie oder Präventivmaßnahme zu bezeichnen, was es in der Medizin zur Genüge gibt, und das gehört strafrechtlich geahndet! Wie vieles gäbe es hier im Sinne des Falls Dr. Gebhardt noch aufzuarbeiten!

Gebhardt konnte deshalb so problemlos zum Tode verurteilt werden, weil kein medizinischer Gutachter den Prozeßverlauf bestimmte. Nur unbefangene Beobachter können die Abscheulichkeit solcher Experimente realisieren. Wer ständig das Bild dahinsiechender Menschen vor sich hat, entwickelt eine andere Weltanschauung, als solche, die damit nicht in Berührung kommen. Es war ja nicht so, daß Gebhardt ein offensichtliches Scheusal gewesen war, sondern ein geachteter, weithin bekannter Mensch! In meinen Ausführungen möchte ich auch kein Urteil über solche Menschen fällen, denn zu gut ist mir bekannt, wie leicht die Übersicht verlorengeht, wenn bestimmte Ideen akribisch verfolgt werden. Eitelkeit und Rechthaberei bewirken das Restliche. Es besteht aber kein Recht darauf, den Schaden einzelner hinzunehmen, nur weil man sich mit dem möglichen Nutzen für die anderen rechtfertigen kann. Ganz nach dem Motto: Der Zweck heiligt die Mittel. Aber genau darauf baut die schulmedizinische Therapie mit ihren statistischen

Wahrscheinlichkeiten auf und verlangt eine Standardtherapie, als wenn es Standardmenschen gäbe! Wenn zB. durch die Medikalisierung einer Personengruppe sich statistisch 9% weniger tödliche Herzinfarkte ereignen, rechtfertigt das noch lange nicht den 2% igen Tod an Teilnehmern durch eine innere Blutung (ASS). Aber genauso wird schulmedizinisch argumentiert: der mögliche Nutzen muß über dem möglichen Schaden stehen, damit der Schaden in Kauf genommen werden kann. Auf diesem Gedanken gründet sich die gesamte Schulmedizin. Der Arzt macht sich laut Gesetz nur noch dann am Patienten schuldig, wenn er die möglichen Folgen seiner Therapie verschweigt.

Was sagte der als überaus freundlich und sympathisch geltende Arzt Georg Renno kurz vor Ende seines Lebens: „Liegen wir richtig oder liegen wir falsch? In der Medizin ändert sich so vieles. Was heute noch als negativ bezeichnet wird, ist morgen positiv. Ich selbst habe ein ruhiges Gewissen. Ich fühle mich nicht schuldig." Renno war im Dritten Reich ein im Namen der Medizin tätiger Massenmörder und wurde nie dafür bestraft.

Die Studien, wie sie heute im großen Stil durchgeführt werden, haben mit Wissenschaft nicht viel zu tun. Die Ergebnisse werden oft zum eigenen Vorteil ausgelegt. Eine Studie zB., die auch in den Medien diskutiert wurde, kam zu dem Schluß: „Armut macht krank". Daraus kann jetzt die Forderung entstehen, den Armen mehr Geld zu geben, oder zumindest eine private Krankenversicherung für sie abzuschließen. Mehr fällt diesen simplen Menschen nicht ein. Beides würde aber den „Armen" noch mehr gesundheitlichen Schaden bereiten, denn das Kranksein liegt wie auch ihre Armut daselbst nicht am Geldmangel, sondern an ihrem unreflektierten Verhalten. Wie abwegig solche Studien und ihre Beweislast sein können, zeigt auch das gern zitierte Fazit der Storchenstudie: „Die Geburtenrate ist gesunken und gleichzeitig ist ein Rückgang der Störche zu verzeichnen. Damit ist also bewiesen, daß der Storch doch die Kinder bringt!"

Insgesamt ist mir schon aufgefallen, daß sich Wissenschaftler zum Interpretieren ihrer Beobachtungen wenig eignen. Beobachten und

Interpretieren setzen verschiedene Begabungen voraus. Ein anderer statistischer Vergleich, der sich sogar weltweit beobachten läßt, wird dagegen beharrlich verdrängt, nämlich, daß mit der Zahl der Ärzte das Krankheitsaufkommen steigt.

Das wirklich Schlimme an der etablierten Schulmedizin liegt an ihrem Machtstatus, mit dem sie alles verdrängen darf, was mit ihrem Weltbild nicht im Einklang steht. So dürfen auf Drängen der Ärztevertreter keine Arzneimittel ohne erhebliche Nebenwirkungen von der Kasse erstattet werden. Für Therapien, die von der Schulmedizin abgelehnt werden, gibt es von Seiten der Anwender keine Möglichkeit, sie unter Beweis zu stellen.

Richter, wie die des Dr. Gebhardts, haben heute keine Entscheidungsgewalt mehr, denn der Medizinbetrieb wacht mittlerweile über sich selbst.

Kommen wir noch einmal auf das Thema „Armut und Krankheit" zurück, weil dieses irreführende Forschungsergebnis, also, daß Armut krankmachen soll, bestimmte Interessenvertreter für sich auszuschlachten versuchen. Dazu gehören zB. Großunternehmer, die sich mehr Zuschuß vom Staat für den Erhalt von Arbeitsplätzen wünschen, - politische Oppositionen, die Wählerstimmen einzufangen versuchen, indem sie noch mehr Medizin propagieren - oder Mediziner, die sich lieber der Vorsorge widmen, weil sie den Glauben auf eine mögliche Heilung bei einer manifesten Erkrankung schon längst aufgegeben haben, um nur wenige Beispiele zu nennen. Bei einer Vorsorgeuntersuchung hat der Arzt den statistischen Vorteil, daß sich durch die Fehldiagnosen mehr therapeutische Erfolge aufzeigen lassen. Daß Menschen ohne diese Voruntersuchungen nicht häufiger oder nur wenig häufiger erkranken und darum natürlich wesentlich weniger Behandlungen erfolgen, wird verschwiegen. Die Patienten haben bei einem Zuviel an Behandlung kein Mehr an Gesundheit, aber weniger Zeit für sich selbst, bis hin zum krankmachenden Streß, denn wie will man zB. eine Vollbeschäftigung noch gut mit vielen Arztbesuchen vereinbaren können.

In unserem Kulturkreis wird Armut einem Mangel an Geld gleichgestellt. Wenn wir Geld und Gesundheit weltweit miteinander vergleichen, kommen wir zu einem anderen Ergebnis. Es gibt Menschen, die leben nur von dem, was auf ihrer Scholle wächst und erfreuen sich bester Gesundheit, und es gibt Menschen, die sich um ihre finanziellen Mittel keine Sorgen machen müssen, aber ihre Lebensmittel wählen, als würden sie Sozialleistung beziehen und leider somit einen entsprechend miserablen Gesundheitszustand aufweisen. Nach meinen Beobachtungen, und die beziehen sich nicht nur auf Mitteleuropa, sind die Menschen dort am meisten von Krankheit gepeinigt, wo eine zerstörte Lebensstruktur vorliegt, eine schlechte Umweltsituation besteht und wo die Lebensmittelindustrie erheblichen Einfluß auf die Ernährungsgewohnheiten hat. Wo die „natürlichen" Lebensverhältnisse noch bestehen, sind die Menschen in der Regel gesünder, auch wenn sie über keine Geldmittel verfügen. Selbstverständlich haben diese Menschen auch ihre gesundheitlichen Probleme, aber weitaus weniger und vollkommen andere, als wir sie kennen. Aber überall auf der Welt, wo wir die Lebensgewohnheiten und die Bedingungen der modernen westlichen Welt vorfinden, ob reich oder arm, finden wir die gleiche gesundheitliche Situation. Wer sich aus dem Discounter ernährt, Schadstoffe einatmet oder in einer zerrissenen Sozialstruktur lebt, kann nicht gesund bleiben. Das betrifft den armen wie den reichen Menschen gleichermaßen. „Reiche" Leute haben den Vorteil, daß sie nicht im Schichtbetrieb arbeiten müssen, weniger Demütigungen ausgeliefert sind, mehr auf ihre Ernährung achten, lebenswerteren Wohnraum besiedeln und mehr Anerkennung erhalten. Unsere Lebensmittel und die allgemeine Lebenssituation sind aber mittlerweile so schlecht, daß bei uns die Reichen sich nur als etwas weniger häufig krank bezeichnen dürfen. Krebs, Herzinfarkt und Schlaganfall stellen auch bei ihnen keine Ausnahme dar. Der Gesundheitszustand entspricht immer den Lebensbedingungen, denen die Menschen ausgeliefert sind.

Als die südafrikanische Gesundheitsministerin auf der Aidsgipfel-Veranstaltung in Südafrika sagte, daß sie für ihr Land keine Aidsmedikamente braucht, sondern gesundes Essen, hat man ihr unterstellt, daß sie Aids mit gesundem Essen heilen wolle. Die Presse hat diese Behauptung weltweit spöttisch breitgetreten. Unglaublich, wie sich Menschen mit einer anderen Lebenseinstellung, und das betrifft manchmal ganze Völker, mit westlich etablierten Ansichten entwerten lassen müssen. Mein kranker Körper und der mich heimsuchende Tod gehören mir! Das müssen auch die akzeptieren, die eine andere Ansicht vertreten oder ihren Geschäftszweig ausweiten wollen. Wer eine tödliche Krankheit hat, wird sterben. Wie sinnlos, hier noch zu investieren, wenn Geldmangel besteht! Wer gutes Essen hat, bleibt länger gesund.

Die größte Chance auf ein langes und gesundes Leben auf dieser Welt haben heute die Leute auf Kuba. Das haben sie wahrscheinlich Fidel Castro zu verdanken, der sich erfolgreich gegen die westlichen Beutegreifer zur Wehr gesetzt hat. Und was kritisiert unsere Presse? Das nach westlichen Gesichtspunkten schlecht aussehende Gesundheitssystem auf Kuba.

Gibt es eine Alternative zu der bisher erwähnten Lebensform?

85 *Leider hat sich das noch nicht überall herumgesprochen, daß bis auf wenige Ausnahmen rohe Bohnen giftig sind, weshalb es immer mal wieder zu Vergiftungen kommt. Mir ist aber auch bekannt, daß manche Menschen keine Reaktion auf rohe Bohnen zeigen. Diese hatten allerdings schon als Kinder, bei der Bohnenernte, ab und zu welche gegessen. An bestimmte Gifte gewöhnt sich scheinbar der Mensch.*

86 *In der Mitte des 1900 Jahrhunderts verhungerten zB. die Menschen noch vielerorts in den Wintermonaten wie die Mäuse. Die Konservierung von Nahrung, wie zB. das Einkochen oder das Pökeln von Fleisch, hatte damals seine Notwendigkeit, heute aber eben nicht mehr. Heute ist es die Profitsucht, die uns die konservierte Ware auf den Tisch bringt. Sie ist zwar fast allen wertvollen Inhaltsstoffen beraubt worden, verdirbt aber nicht mehr und kann ohne Einbußen verkauft werden. Wir müssen also die Grenzen ziehen, wo sich die gute Absicht in das Gegenteil verdreht. Die kritischen Punkte werden vor allem dort überschritten, wo Eitelkeit, Machtstruktur, wirtschaftliche Effizienz und Bequemlichkeit in den Vordergrund treten. Meine Kritik beginnt dort, wo die Ursachen und die Folgen daraus ignoriert werden.*

87 *Anhand von Sterbeanzeigen in unserer Tageszeitung des ganzen Novembers 2000 habe ich errechnet, daß ein Drittel aller Verstorbenen das Rentenalter nicht erreichten. Die Zahl der Sterbefälle lag mit ~ 40 so hoch, wie die der ~ 80-jährigen und beide bildeten die statistische Spitze. Solange die Jahrgänge der 1959-60 geborenen ihre Altersgrenze nicht erreicht haben, wird unsere Gesellschaft weiterhin überaltern. Daß die Menschen, wie behauptet wird, immer älter werden, kann ich nicht bestätigen. Dafür finde ich keinen Anhaltspunkt. Die angeblich hohe Lebenserwartung errechnet sich aus dem Durchschnittsalter der Bevölkerung. Wenn zwei Menschen mit 40 Jahren sterben und ein Greis mit 100, sind statistisch drei Menschen 60 Jahre alt geworden. Nehmen wir den Zentralen Mittelwert, ergibt sich eine Lebenserwartung von lediglich 40 Jahren, wovon aber niemand redet. Was die Rechnung gegenüber früheren Jahren schönt, ist die geringere Kindersterblichkeit und der ausgebliebene Krieg.*

Bezüglich der Lebenserwartung findet man in dem Buch „Genus" von Ivan Illich (1995) folgendes Zitat: „Damals konnte ich kaum fassen, daß seit 1880 die Lebenserwartung eines erwachsenen männlichen US-Bürgers im wesentlichen unverändert geblieben ist. Fünfundzwanzig mal höhere Ausgaben (in inflationsbereinigten Dollarsummen) für medizinische Betreuung - davon ein überdimensional großer Teil für die Behandlung und Vorbeugung von Krankheiten im letzten Lebensviertel - haben zu keiner wesentlichen Erhöhung des Durchschnittsalters geführt. Es dauerte Monate, bis ich begriff, was das bedeutet. Wahr ist, daß die Überlebensrate von Kindern enorm gestiegen ist; mehr Menschen werden 45 Jahre alt. Bei Verkehrsunfällen zerfetzte Körper können mit Aluminium und Plastik wiederhergestellt werden. Viele Infektionskrankheiten wurden zum Verschwinden gebracht. – Aber die verbleibende Lebenserwartung eines erwachsenen Mannes hat sich nicht wesentlich verändert. Alle medizinischen Bemühungen haben die Schwelle des Todes nicht weiter hinausschieben können. Das Wissen darüber, daß Geld, Chirurgie, Chemie und guter Wille ohnmächtig sind gegenüber dem Tod, wird in unserer Gesellschaft beständig unterdrückt. Es gehört zu jenen Tatsachen, die offensichtlich durch Rituale und Mythen geleugnet werden müssen."

Partnerschaft und Sexualität

90 *„Liebe geht durch den Magen", sagt ein altes Sprichwort und wahrscheinlich ist das noch nicht einmal soweit hergeholt. Mit der Ökonomisierung der Küche haben auch die Scheidungsraten zugenommen. Und weil die Deutschen sich gerne fortschrittlich geben, belegen sie im europäischen Vergleich auch einen vorderen Platz im negativen Sinne, was die Partnerzufriedenheit betrifft. Im Gegensatz zu jenen europäischen Ländern, in denen das Essenmachen noch immer im Zentrum des Lebens steht.*

91 *Warum sich neue Betreuungskonzepte rechnen. So lautete eine Sendung beim Südwestfunk, die am 5. November 2006 ausgestrahlt wurde.*

Laut Prof. Stefan Sell, Professor für Volkswirtschaftslehre an der FH Koblenz, läßt sich durch eine Ganztagsbetreuung der Kinder ein erheblich wirtschaftlicher Vorteil erzielen. Wie Studien gezeigt haben, lohnen sich die Investitionen in die Ganztagsbetreuung. Mütter, die ihre Kinder in guten Einrichtungen versorgt wissen, können arbeiten gehen, zahlen Steuern und konsumieren mehr. So seine Aussage. Eine Züricher Studie ergab, daß jeder Euro, der in die Kinderbetreuung investiert wird, sogar das vierfache in die Staatskasse zurückbefördert. Fazit: Die Zucht von menschlichem Rindvieh ist allemal lohnender, als wir das von den vierbeinigen Artgenossen kennen.

Hierzu noch eine Anmerkung von J. Sander: Frau Eva Herman hat es 2007 treffend verstanden, die Hintergründe dazu anzusprechen. Dafür hat sie sich als Hitler-Sympathisantin diffamieren lassen müssen und bekam ihren Arbeitsplatz beim Rundfunk gekündigt. Und das nur, weil sie die Wertschätzung der Mutter und damit auch der Familie forderte, die mit den Nationalsozialisten und mit der Achtundsechziger-Bewegung abgeschafft wurde. Das Dritte Reich hat Menschen vernichtet, die Rebellion der Achtundsechziger hat Werte zerstört. Wer das nicht unterscheidet, hat seinen inneren Nazi-schweinehund noch nicht überwunden, und das bedarf einer radikalen Verdrängung - Ursache für eine Umdeutung der Aussage von Frau Herman, was in einer Art geschieht, wie wir das aus früheren Zeiten kennen. Solange der Kader aus der Achtundsechziger Generation seine Plätze noch in den Medien und der Politik inne hat, darf uns diese Reaktion nicht wundern. Im Falle von Frau Herman kann man ersehen, daß die Achtundsechziger-Bewegung nichts anderes war, als ein bis heute nicht bewältigter Nazikomplex.

92 *Nachdem die Frau einen Werteverlust ihres Aufgabenbereiches durch die Industrialisierung hat hinnehmen müssen, ist ein erheblicher Orientierungsverlust bei ihr erfolgt, der leider dem Feminismus sehr dienlich war und ist. Das Bestreben, sich in der Männerwelt gleichberechtigt einzurichten, hat zu ihrer Vermännlichung geführt. Erst wenn die Lebensbereiche von Mann und Frau wieder klar voneinander getrennt werden, wird eine Beruhigung zwischen den Geschlechtern stattfinden. Das könnte zB. in der Politik heißen, daß bestimmte Bereiche nur von Frauen und andere nur von Männern belegt und bestimmt würden, oder Betriebe würden zur Hälfte von Frauen und die andere Hälfte von Männern geleitet. Sind es nicht gerade die Pole, die alles im Gleichgewicht halten? Yin und Yang.*

93 *Wenn die Mutter in ihrem Lebensbereich für die Tochter kein Vorbild sein möchte, reduziert sie deren Wert und erhöht dadurch übergebührend den Sohn, der seine Richtung im Vater erkennen darf. Frauen haben zudem die Eigenschaft, anderen Frauen verächtlich zu begegnen, weil sie in Konkurrenz untereinander stehen. Geht der Sohn auf Brautschau, ziehen viele Mütter nochmals alle Register, um sein Verlangen auf eine untergeordnete Stellvertreterin zu lenken. Bei soviel femininer Selbstverachtung kann beim Mann kein gesundes Frauenbild entstehen. Und weil die Frau sich ihre Selbstverachtung nicht eingesteht, überträgt sie diese Haltung auf den Mann. Nicht selten entwickeln dabei die Frauen die Tendenz, dem Mann eine Kollektivschuld anzulasten und rechtfertigen damit ihr negatives Benehmen ihm gegenüber.*

Meines Erachtens trägt der Mann darin die Schuld, daß er den Frauen die Kindererziehung alleine überlassen hat. Jeder totalitäre Staat versucht der Kinder habhaft zu werden, um sie für sich zu gewinnen. Weshalb bewirkt die Frau nur das Gegenteil und macht die Kinder zu ihren eigenen Gegnern? Wenn ich mir für die Frau neue eigene Lebensbereiche wünsche, indem sie sich ohne den Mann selbst entfalten kann, erhalte ich von den Männern Zustimmung und werde von den mitteleuropäischen Frauen angegriffen. Meines Erachtens liegt das Problem darin, daß die Frau in ihrem Hierarchiedenken zwar einen Mann, aber keine andere Frau über sich erträgt. Werden die Frauen nach den Gründen ihrer Selbstverneinung befragt, zitieren sie statt einer Begründung oftmals die Historie oder benennen primitive Gesellschaftsschichten, die sie selbst nicht betreffen.

In außereuropäischen Ländern finden wir diese ablehnende Haltung gegenüber dem eigenen Geschlecht in diesem Umfang nicht. Dort durchlaufen die Frauen ihre natürliche Entwicklung, wodurch sie eine Reife und einen gesunden Stolz entwickeln. Die selbstverneinende Haltung der Frau bei uns führt zu Minderwertigkeitskomplexen und läßt oft die Frauen mental das 25zigste Lebensjahr nicht überschreiten. Diese emotionale Störung wird natürlich überspielt, die Frauen sind „modern", sie sind „cool" oder dieses ganze Thema „tangiert sie nicht". Das mentale Alter erfährt man, in dem wir den erwachsenen Menschen nach seinem Wunschalter befragen. Im allgemeinen kann man sagen, daß sich der Mensch an Jahren dorthin wünscht, wo er geistig hingehört.

***94** Weshalb sich Ehen auch in einer ungünstigen Konstellation erhalten können, sehen wir zB. in den islamischen Ländern. Bei in der Regel aller Unschönheit einer Zwangsehe bleiben die meisten Ehen bestehen, nicht nur aus Not, sondern weil beim Nichtgelingen der Ehe den Partnern gewisse Freiräume offen bleiben. Die Frau hat dort noch ihren Bereich, aus dem der Mann sich fernhalten muß. Wenn der Mann jedoch keine Sozialkompetenz besitzt, bleibt den meisten Frauen wirklich nur noch der Trost auf ein besseres Leben nach dem Tod, denn primitive Männer beachten, sobald sie unbeobachtet sind, keine gesellschaftliche Regel. Leider verhindert gerade die Zwangsehe, traditionell von den Frauen arrangiert, die dringend notwendigen Entwicklungen in diesem Bereich. Ob darunter die Frauen oder die Männer mehr leiden, das weiß ich nicht zu sagen. Zumindest beschweren sich die Frauen häufiger über diese Situation.*

Auffällig in unserer Kultur: je höher die Scheidungsrate, um so mehr rücken die beiden Geschlechter körperlich zusammen. War es in den sechziger und siebziger Jahren noch üblich, daß Männer und Frauen im vertrauten Kreise getrennt voneinander saßen, muß heute der händchenhaltende Partner in das Gespräch mit einbezogen werden, um die Verlustangst zu überspielen.

95 *In Folge der Ökonomisierung von Nahrung hat das Essen seinen fundamentalen Wert als gemeinschaftsbildende Angelegenheit verloren. Die Kunst der Essenszubereitung ist trotz exotischer Erweiterung verflacht. Parallel dazu wurden die Küchenräumlichkeiten auch immer kleiner. Der moderne Mensch ißt aus der Tüte, für sich alleine. Wo noch ein Haushalt existiert, versteht sich die Hausfrau oder der Hausmann fast nur noch auf das rechte Portionieren mit Maßeinheiten, was von der Industrie auch noch übernommen werden kann.*

Ökonomisch betrachtet werden die Hausfrau und der Hausmann zu Luxusgütern. Statt dessen sollen sie sich der Arbeitswelt unterwerfen und das Haus verlassen.

Mit der Lebensmittelindustrie ging die Eßkultur verloren. Der Haushalt wurde überflüssig gemacht. Wozu braucht man da noch eine Familie. Mit Kinderkrippen, Ganztagsschulen und Altersheimen versucht der Staat diese Ökonomisierung voran zu treiben. Der Probelauf, den Menschen als ökonomisches Neutrum fabrikgerecht herzurichten, hat bereits begonnen. Hoffen wir, daß der wirtschaftliche Einbruch, der sich mit Sicherheit fortsetzen wird, dem ein Ende bereitet. Jeder, der sich dem Konsum verweigert und einen Gemüsegarten pflegt, trägt seinen wichtigen Anteil dazu bei. Übrigens war es gerade diese Gartenkultur, welche viele Menschen in Rußland vor der Katastrophe bewahrte, als sich die UdSSR aufzulösen begann. Solche Ressourcen werden leider verkannt und so finden wir heute auf ehemals wertvollem Gartengelände Neubaugebiete.

An der großen Pleitewelle der klein- bis mittelständigen Unternehmen, die wir momentan erleben, sind nicht unwesentlich auch die Steuer- und Unternehmensberater mit schuld. Sie haben den Unternehmern ständig eingeredet, daß sie zu viel Steuern bezahlen und sie zu Ausgaben gedrängt. Eine Rezession war in ihrem Steuersparprogramm nicht vorgesehen. Ganz im Gegenteil, es wurde nur vom Wachstum geredet. Und die Unternehmen werden aber nicht durch ihren Umsatzrückgang zum Konkurs gezwungen, sondern von den Banken. Wenn ich einen Kredit über Jahre hinweg zurückzahlen muß, verdoppelt sich nicht selten der zu bezahlende Betrag, und da soll mir einer erklären, wo hier die Steuervorteile zu finden sind! Nur wer Gewinne erwirtschaftet, zahlt Steuer, und darauf sollte jeder Unternehmer stolz sein. Jedes Produkt, das wir heute kaufen, ist ungefähr mit 40% Zinsen belastet. Wer keine Zinsen zahlen muß, kann wesentlich billiger verkaufen und eine Rezession bedeutet für ihn noch lange kein Untergang, sondern lediglich weniger Arbeit, und das kann man sogar genießen. Solange Wirtschaftsökonomen und nicht Soziologen die Problematik zu beheben versuchen, wird sich so oder so nichts an den bestehenden Problemen ändern.

96 *Wenn Kinder kein vielseitiges Geschick erlernen dürfen, befällt sie später eine innere Nervosität. Wer nur eine spezifische Qualifikation erhält und damit in Arbeitsmarktabhängigkeit steht, kann nicht gelassen in die Zukunft blicken. Das heutige Elternhaus und die Schule bringen die gesamte Nation in diese prekäre Situation. Denn was lernt der Mensch mehr, als „up to date" zu sein. Die Befähigung, ein eigenständiges Leben zu führen, ist bereits den Erziehern abhanden gekommen. Darum darf es nicht wundern, wenn sich eine latente Existenzangst immer mehr abzeichnet und langsam die gesamte Gesellschaft durchwandert. Ein vielbegabter und erfahrener Mensch hat diese Angst nicht. Nur in einem Elternhaus, in dem noch erzeugt, angefertigt und repariert - sozusagen noch gewirkt wird, können die Kinder ein Fundament von ihren Eltern erwerben, das ihnen die Chance gibt, mit dem erlernten Geschick zuversichtlich in die Zukunft zu blicken. Was wollen wir von Menschen erwarten, die als Kinder lediglich unterhalten, aufbewahrt und theoretisch getrimmt wurden? Für ein eigenständiges Leben tragen auch keine Intelligenzbausteine etwas bei. Der Mensch lernt am Leben und nicht durch „pädagogisch wertvolle" Spiele. Das Gleiche betrifft den nur informierten Menschen. Er ist ein Wiederkäuer ohne eigene Erfahrung, der problemlos in jede Richtung gezogen werden kann.*

Allerdings hat es in unserem Land auch ein begabter und selbständig agierender Mensch nicht leicht. Der Staat und seine Institutionen versuchen alles, um die Verselbständigung des Einzelnen

zu unterbinden, um ihre Macht nicht zu verlieren. Je weniger eine Institution förderlich wirkt, desto mehr bedient sie sich der Reglementierung und der Kontrolle. Noch stimmt die Mehrheit der Menschen diesem Überwachungsstaat zu, weil man damit das Gefühl erhält, doch nicht so bedeutungslos zu sein, wie das heutige Wertesystem es ihnen vermittelt. Wer nichts zu verbergen hat, braucht sich vor Überwachung nicht zu fürchten, das sind die gängigen Sprüche, die man überall hört. Aber wer als kriminell eingestuft wurde, wird so oder so überwacht, dazu hätte es keiner neuen Überwachungsgesetze bedurft. Durch die neuen Gesetze können auch Menschen im Nachhinein verfolgt werden, deren Handeln in der Öffentlichkeit gar nicht als kriminell ins Bewußtsein treten würde. Bereits die Weitergabe einer nicht zugelassenen Gemüse- oder Obstsorte, die sich in meinem Garten über Generationen erhalten hat, kann dazu führen, daß ich mit Konsequenzen zu rechnen habe! Die Weitergabe nicht zugelassener Gemüse- und Obstsorten zum Verzehr, und das sind die meisten alten Sorten, ist eine strafbare Handlung. Durch Überwachung versucht man, vorgegebene Regeln zu erzwingen.
So haben wir einen bürokratischen Dschungel an Staatskontrolle, die in allen Gremien, zB. in der Landwirtschaft die Einhaltung der industriellen Sortenreinheit, fordert und überprüft und das andere erschwert. Aus einem alten Apfelbaum wird aus wirtschaftlichen Gründen ein künstliches Problem gemacht. Am digitalisierten verdienen Spezialisten wie Biotechnologen und die Giftindustrie sehr viel Geld. Die Leute, die sich für den Erhalt der alten Sorten einsetzen, werden demoralisiert, weil ihnen alles zuviel wird. Wo es keinen Spielraum mehr gibt, kommt alles zum Erliegen.

Zu einer vorbildlichen Familie gehören auch die kulturellen Akzente. Riten und das gemeinsame Zelebrieren sind wichtige Elemente, um eine Familie und darüber hinaus auch die Gesellschaft zu festigen. Dazu gehören zB. die Form der Begrüßung, das gemeinsame Essen, sowie das gemeinsame Ausrichten einer Festlichkeit. Feiertage sind wichtige Bestandteile der Gesellschaft, um gemeinschaftsbildenden Tätigkeiten nachzukommen. Nur wenn Menschen etwas gemeinsam zelebrieren, fühlen sie sich miteinander verbunden. Die Vertreter der Marktwirtschaft halten Feiertage für reine Geldverschwendung und sorgen dafür, daß diese Tage zunehmend abgeschafft werden. Daß daraus gesellschaftliche Probleme entstehen, interessiert diese Menschen nicht, solange die Umsatzkasse klingelt. Und die klingelt um so mehr, je unzufriedener und frustrierter die Menschen sind.

Leider verlieren die noch verbliebenen Feiertage zunehmend ihren Sinn. Einige Feiertage sind bereits überholt und nur in wenige Festivitäten wird die Gesellschaft aktiv mit eingebunden. Der Mensch degeneriert zur notwendigen Randerscheinung - zum Betrachter, weshalb er sich abwendet und lieber eigenen Interessen nachgeht. Jedes Mitglied einer Gesellschaft braucht die Möglichkeit, sich erkenntlich zu zeigen. Sich im öffentlichen Raum zu entfalten, ist jedoch mühselig und wenig erfolgversprechend. Jeder, der sich arrangieren möchte, wird erst einmal mit Bestimmungen und Gesetzeslagen in seinem Enthusiasmus gebremst. Freies Arrangement ist eine nervenzerreibende Arbeit und unerwünscht.

Wendet sich der Mensch frustriert von der Gesellschaft ab, ohne seinen Wunsch nach Bestätigung in der Depression zu ersticken, liefert ihm zB. die Kriminalität den notwendigen Aufwind. Einer, der das System schädigt, rückt wieder in das Interesse der Gesellschaft, von der er ausgestoßen ist. Hier gelten die gleichen Regeln wie bei der Erziehung eines Kindes. Nicht durch Schläge ändern wir das Verhalten der Kinder, sondern, indem wir sie ernstnehmen, ihnen etwas zutrauen und zumuten.

Der Egozentriker

98 *Wo es Opfer gibt, da sind auch die Täter. Wenn wir uns der Opfer erinnern, dann müssen wir uns auch der Täter erinnern. Die Tränen müssen wir unserer selbst wegen weinen, weil wir in irgendeiner Form auch immer Täter sind. Die Toten bedürfen der Achtung und nicht der Trauer. Solange die Menschen nicht wegen der eigenen Schuld ihre Tränen vergießen, wird auf der Erde kein Friede sein.*

Die moderne Pflanzenzucht und der "Profit", den wir daraus ziehen

100 *Damit sich der unbefangene Leser ein Bild vom Geist einer biotechnischen Forschungseinrichtung machen kann, möchte ich einen kurzen Text aus dem Aufgabenbereich der Uni Hamburg, Fachbereich Biologie, Arbeitsbereich Genetik, zitieren: „Molekulargenetische Analysen und Übertragung der cytoplasmatisch vererbten Pollensterilität bei Brassicaceen (Kreuzblütlern)*

Im Rahmen des Projektes wird das Cytoplasma „Tokumasu“, das durch interspezifische Kreuzung in Raps eingeführt wurde und Pollensterilität induziert, molekulargenetisch analysiert. Mit Hilfe biotechnischer Methoden soll das System für einen Einsatz in Züchtungsprogrammen optimiert werden. Hierfür werden Methoden der Haploiden- und Fusionstechnik eingesetzt.“

So komplex es sich anhört, so widerstrebt auch das Verfahren an sich dem gesunden Menschenverstand. Und es läßt sich erahnen, auch wenn der Text etwas schwerverständlich ist, warum das heute erworbene Saatgut auf normaler Erde keine Erträge mehr bringt. Was Generationen von Menschen durch Garten und Ackerkultur an Saatgut auf natürliche Weise herangezogen haben: Pflanzen, die individuell an die örtlichen Bedingungen angepaßt waren und deshalb ohne Chemie auskamen, haben Agrarspezialisten durch Monopolstellung binnen weniger Jahre ausgelöscht. Von der Bundesregierung wurde um 1960 sogar ein Sortenbereinigungsprogramm entwickelt, das den Bauern eine Prämie versprach, wenn sie eine alte Sorte vernichteten. Heute macht man das weniger offensichtlich, indem man die Bauern subventioniert, wenn sie neue Pflanzensorten anbauen, wie zB. auf Teneriffa. Dort wurde erst jetzt die alte traditionelle Bananensorte herausgerissen, um einer neuen, objektiv schlechteren Sorte Platz zu schaffen, nur weil dafür Subventionen bezahlt werden. Die meisten Bauern machten bereitwillig mit, weil ihnen, leider mit mangelndem Ethos, der finanzielle Vorteil wichtiger ist. Mit viel Dankbarkeit und Respekt müssen wir all jenen Bauern begegnen, die sich der Agrikultur weiterhin verpflichtet fühlen und diese auf hohem Niveau weiterführen, unabhängig von Subvention und industrieller Einflußnahme.

Leider besteht die Gefahr, daß die von Liebhabern gepflegten alten Sorten nicht mehr auf Dauer zu erhalten sind, weil sich die biotechnologisch veränderten Sorten einkreuzen. Das zeigt sich zB. deutlich bei den Tomaten. Heute werden bei uns fast alle Tomatenpflanzen von der Tomatenfäule befallen, auch die schon über Jahre im eigenen Garten selbstgezogenen. Angeblich soll es für die Wildpflanzen keine Gefahr der Einkreuzung mit solchen biotechnologisch veränderten Sorten geben. Aber ich habe da so meine Zweifel, zumindest langfristig gesehen. Und die Gefahr solcher Einkreuzungen in bestehende Kultursorten wird von den Pflanzenexperten einfach nicht thematisiert.

Jede technologisch veränderte Pflanze ist in ihrer Art nicht überlebensfähig und damit dem Untergang geweiht. Dieser Vitalitätsverlust kreuzt sich in die alten noch bestehenden Sorten ein. Verständlich, wenn die Natur diese Pflanzen so schnell als möglich durch Krankheit, Insekten- oder Schneckenfraß zu beseitigen versucht. Die Diskussionen über die Gentechnologie haben die Biotechnologie mit all den Schäden, die sie bereits hinterlassen hat, dem Augenmerk der Öffentlichkeit entzogen. Um noch größere Schäden zu vermeiden, versuchen diese Bio-Verbrecher in die neuen Pflanzen eine Pollensterilität zu züchten, weil es auch schon den Dümmsten unter ihnen aufgefallen ist, was bereits angerichtet wurde.

Die einschneidenden Folgen aus der modernen Pflanzenzucht sind noch gar nicht thematisiert. Wenn die alten Kulturpflanzen durch Einkreuzen biotechnologisch veränderter Sorten erst einmal verschwunden sind, kommt das große Heulen. Die biotechnologisch veränderten Sorten sind nämlich für die weitere Zucht und Vermehrung unbrauchbar. Um zu erahnen, was das bedeutet, muß man kein Prophet sein. Heute, im Wissen um die Gefahr einer großen Hungersnot, versuchen die Biotechnologen Gen-Reserven zu erhalten! Bereits jetzt wird die Saatgutproduktion mit immer größerem Aufwand und viel Chemie betrieben. Die vier Saatgutkonzerne, die heute den Markt bestimmen, sind nicht ohne Grund auch führend in der Chemieproduktion.

Wenn Regierungen in Afrika sich dazu entschließen, ihrer hungernden Bevölkerung das als Geschenk angebotene Getreide nicht zukommen zu lassen, dann hat das seine berechtigten Gründe. Würde das Getreide als Mehl angeliefert, hätten die Regierenden keine Probleme damit. Aber das wollen wiederum die „großzügigen" Spender nicht. Nur mit keimfähigem Getreide kann man den Anbau bisher bewährter heimischer Sorten nachhaltig zerstören, um Marktanteile hinzuzugewinnen!

101 *Verständlich, wenn mir einige Leser nicht mehr folgen möchten und nicht glauben wollen, daß der Anbau der meisten alten Obst- und Gemüsesorten für die Lebensmittelindustrie und den direkten Verzehr verboten wurde. Aber was wie eine Horrorgeschichte klingt, ist leider unbemerkt Alltag geworden. Wer es genau wissen möchte, der erkundige sich bitte nach der „Novel-Food-Verordnung" vom 15.5.1997, festgeschrieben in der EU-Verordnung Nr. 258/97. Aber dem nicht genug. Zum Zeitpunkt der Buchausgabe werden bereits neue Bestimmungen vorbereitet, um die Weitergabe alter Sorten zu erschweren. Wer alte Sorten anbietet, was bisher noch erlaubt war, solange sie nicht zum Verzehr angeboten werden, wird zukünftig beim Verkauf mit Geldforderungen sanktioniert. Solche Gesetze entstehen, weil heute Lobbyistenverbände die Gesetze entwerfen, die von ahnungslosen Politikern abgesegnet werden.*

Wenn zB. ein Bäcker nur dreimal außer Hause müßte, wegen irgendwelcher Sitzungen oder sonst etwas, könnte er auch nicht mehr vernünftig sein Handwerk ausüben. Aber die Bevölkerung denkt, daß Politiker in der Lage sind, komplizierte Gesetzestexte zu verstehen oder vernünftige Regierungsarbeit zu leisten.

Wo erhalte ich was?

Rohkostzubereitungskurse:
Viele Leute kommen mit der Essensumstellung nicht zurecht, weil die Essenspalette nicht zu ihrer inneren Befriedigung beiträgt. Für all jene, die aus Gesundheitsgründen auf eine Essensumstellung angewiesen sind, kann ich einen Rohkostkurs bei Herrn Urs Hochstrasser in der Schweiz nur empfehlen. Dort lernen Sie, wie man köstliche Rohkostgerichte auf einfache Weise selbst herstellen kann. Fügen Sie den Speisen noch ein paar Wildkräuter hinzu, und Sie haben ein Essen in höchster Qualität.

Anschrift:

Urs Hochstrasser
Hofackerstrasse 7a
CH 5605 Dottikon
Tel.: 0041 / 56 624 02 02
www.urshochstrasser.ch .

Zum Erlernen von schmackhaften Rohkostgerichten können Sie sich auch an die folgenden Adressen wenden:

Petra Birr
Kurfürstenstr. 83
D-10787 BERLIN
Telefon: +49 (0) 30 - 2579 7932
Internet: www.petra-birr.de

Nelly Reinle-Carayon
Zanderstr. 11a
D-67166 Otterstadt
Telefon: +49 (0) 6232-42670
Internet: www.rohkoestlich.com

Nelly Reinle-Carayon
Zanderstr. 11a
D-67166 Otterstadt
Telefon: +49 (0) 6232-42670
Internet: www.rohkoestlich.com

Gabriele Weiss
Am Katzenstein 6a
D-53894 Mechernich
Telefon +49 (0) 2256-959 641
Internet: www.roh-kostbar.de

Hinweis: Manche dieser Menschen versuchen nicht selten, mit Vorträgen und Sprechstunden ihre Philosophie an den Mann / die Frau zu bringen. Dabei merken sie nicht, daß sich ihr Vorgehen nicht von dem unterscheidet, was sie in der aktuellen Gesundheitspolitik kritisieren. Wenn Sie sich für einen Zubereitungskurs interessieren, dann geben Sie unmißverständlich zum Ausdruck, daß es Ihnen ausschließlich um einen Zubereitungskurs geht. Sie befinden sich dann in kompetenter Hand.

Wer die vegetarische Rohkostküche noch nicht kennt oder noch Anregungen sucht, dem möchte ich die folgenden **Restaurants** empfehlen:

Cassius Garten
Maximilianstr. 28d
53111 Bonn

Hellers
N 7, 13-15
68161 Mannheim

iden
Eberhardstraße 1
70173 Stuttgart

Viva
Lammstraße 7a
76133 Karlsruhe

buxs
Frauenstraße 9
80469 München

Hinweis: Was Sie in den Restaurants geboten bekommen, entspricht in seiner Qualität noch nicht dem, was Sie in den zuvor genannten Zubereitungskursen lernen.

Tropenfrüchte:

Passion4Fruit GmbH
Allgäuer Straße. 11
87642 Halblech
Telefon: 08368-913 981
Internet: www.passion4fruit.com

Tropical Food Europe
Herrnhäuserstraße. 1
65719 Hofheim / Wallau
Telefon: Tel: 06122-533 366 7
Internet: www.tropenkost.de

Orkos
9 Rue du Château,
F-77650 Soisy-Bouy / Frankreich
Telefon: 0033 164 602 121
oder 0800 999 888 1
Internet: www.orkos.com

Quinta dos Passaros
Sociedade Agricole Lda. Sitio 165 T
8300-020 Silves / Portugal
Telefon: 00351 282 443 359
Internet: www.orangen-zitronen.de
(Guter Lieferant für frische Avocado und rohe Erdnüsse)

Öl in Rohkostqualität:

Wasgau Ölmühle
Turnstraße 30
76846 Hauenstein
Telefon: 06392-728 0
Internet: www.wasgau-oelmuehle.de

Zehlendorfer Ölmühle
Gutzmannstraße 40
14165 Berlin
Telefon: 0814-887 56
Internet: www.zehlendorfer.com

Grüne Heilerde:

Vitaform
3 rue Nationale
F-67160 WISSEMBOURG / Elsaß
Tel: 0033 388 543 190
Mail: Vita_Beaute@yahoo.de

Hinweis: In Frankreich ist die grüne Heilerde um die Hälfte billiger als in Deutschland.

Erholung:

Abseits von Lärm und Hektik kann ich Ihnen ein kleines günstiges Ferienzimmer in der Bretagne empfehlen. Hier gibt es Wildkräuter auch zur Winterzeit.

Fam: Richard
Penclen La Gobel
F-56420 PLUMELEC
Tel: 0033 297 423 180
Internet: www.pastalata.de

Kräuterführung:

Kräuterführungen werden von mir regelmäßig durchgeführt. Die Termine erfahren Sie im Internet unter:

www.essbares-unkraut.de,

oder unter der Telefonnummer 0033 / 388 543 179.
Gruppen ab 8 Personen vereinbaren bitte mit mir einen gesonderten Termin.

Literaturhinweise:

Aichele Dietmar und Golte-Bechtle Marianne:
Was blüht denn da? (Ein Pflanzenbestimmungsbuch geordnet nach Blüten)

Jürgen Dahl:
Bitteres Lachen im grünen Bereich (Essays und Glossen eines Skeptikers)

Marie-Louise von Franz, J. L. Henderson:
Der Mensch und seine Symbole (Ein Buch von Carl G. Jung. Symbole und ihre psychologische Bedeutung)

Torsten Engelbrecht / Claus Köhnlein:
Virus-Wahn (Wie die Medizinindustrie ständig Seuchen erfindet und auf Kosten der Allgemeinheit ihre Profite macht)

Marianne Gronemeyer:
Das Leben als letzte Gelegenheit (Über Sicherheitsbedürfnisse und Zeitknappheit)
Simple Wahrheiten und warum ihnen nicht zu trauen ist
Genug ist Genug, über die Kunst des Aufhörens
Lernen mit beschränkter Haftung (Über das scheitern der Schule)

Arno Gruen:
Verratene Liebe - Falsche Götter (Wie wir unsere „Liebe“ verraten, weil uns die „Liebe“ verraten hat)
Der Wahnsinn der Normalität (Realismus als Krankheit)
Der Verrat am Selbst (Die Angst vor Autonomie bei Mann und Frau)

Henning Haeupler:
Bildatlas der Farn- und Blütenpflanzen Deutschlands (Ein Auflistung sämtlicher Farn- und Blütenpflanzen Deutschlands)

Urs Hochstrasser:
Kinderernährung lebendig und schmackhaft (Rohkostgerichte für Kinder)

Ivan Illich:
Die Nemesis der Medizin (Eine Kritik an der Medikalisierung des Lebens)
Genus (Zu einer historischen Kritik der Gleichheit)
In den Flüssen nördlich der Zukunft (Gespräche über Religion und Gesellschaft)

Carl Gustav Jung:
Archetypen (Urbilder menschlicher Vorstellungsmuster)
Traum und Traumdeutung

Uwe Kamenz und Martin Wehrle
Professor Untat (Was faul ist hinter den Hochschulkulissen)

Bernhard Kathan:
Das Elend der ärztlichen Kunst (Die Geschichte vom anatomischen Theater, bis zur modernen Medizin)

Otto Mainzer:
Die sexuelle Zwangswirtschaft

Renate Petra Mehrwald, Edgardo Lucas Biéri
Die Magie unsichtbarer Felder

Ralph W. Moss:
Fragwürdige Chemotherapie. (Entscheidungshilfen für die Krebsbehandlung)

Albrecht Müller:
Machtwahn (Wie eine mittelmäßige Führungselite uns zugrunde richtet)
Meinungsmache (Wie Wirtschaft, Politik und Medien uns das Denken abgewöhnen wollen)

Rolf-Jürgen Petry:
Strophanthin (Der mögliche Sieg über den Herzinfarkt)

Nelly Reinle-Carayon:
RohKöstlich (50 ausgezeichnete Rohkostgerichte)

Lutz Roth:
Giftpflanzen-Pflanzengifte

Notitzen:

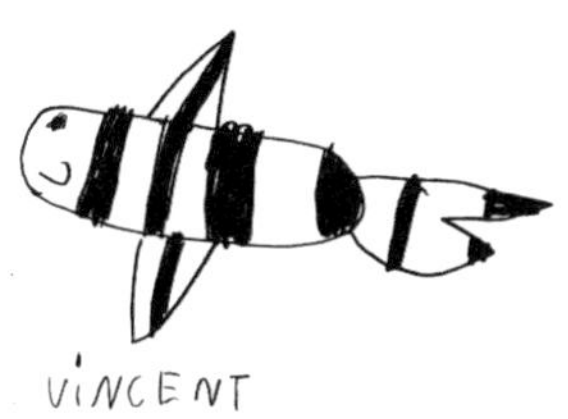